südwest

Herbert Steffny   Dr. med. Birgit Friedmann   Dr. med. Markus Keller

MARATHONTRAINING FÜR FRAUEN

Inhalt

Der »kleine Unterschied«?	**4**
Von Ehrgeiz und Zögerlichkeit	4
Männer laufen anders – Frauen auch	4
Mit Mut ins Projekt Marathon	5

STEP 1 Der biologische Unterschied — 7

Frau und Mann im Vergleich	**8**
Sportmedizinische Unterschiede	8
Zyklusabhängige Besonderheiten	11
Schwangerschaft und Laufen	15

STEP 2 Die Laufausrüstung — 19

Vom Schuh bis zum Baby Jogger	**20**
Die Laufschuhe	20
Funktionelle Laufbekleidung	23
Pulsmesser, Baby Jogger & Co.	26

STEP 3 Trainingssteuerung — 29

Effektiv laufen nach Plan	**30**
Energiestoffwechsel	30
Biologische Grundlagen	31
Trainingskontrolle	34
Leistungsdiagnostik	37
Formen des Lauftrainings	40

STEP 4 Einstieg und Fitnesslaufen — 45

Zu Beginn ist der Weg das Ziel	**46**
Richtig einsteigen	46
Der Start – Laufen lernen	47
Fitnesslaufen	49
12-Wochen-Plan – vom Jogging zum Fitnesslaufen	50

STEP 5 Der Weg zum Halbmarathon — 53

Grenzgang Leistungssport	**54**
Anerkennung und Leistungsdruck	54
Der erste Volkslauf	55
Der Zehn-Kilometer-Test	58
Halbmarathontraining	61
6-Wochen-Plan für Halbmarathon – Zielzeit 1:59 Stunden	63

STEP 6 Marathontraining — 65

Sind Sie bereit für Marathon?	**66**
Die Eingangsvoraussetzungen	66
Marathontraining im Jahreslauf	66
Marathontrainingspläne	70

Immer mehr Frauen laufen dem Abenteuer Marathon entgegen.

Countdown auf den Marathon	76
Die letzten 10 Wochen zum Marathon	
Zielzeit 5:40 Stunden	80
Zielzeit 5:15 Stunden	82
Zielzeit 4:59 Stunden	84
Zielzeit 4:40 Stunden	86
Zielzeit 4:20 Stunden	88
Zielzeit 3:59 Stunden	90
Zielzeit 3:45 Stunden	92
Zielzeit 3:29 Stunden	94
Zielzeit 3:15 Stunden	96
Zielzeit 2:59 Stunden	98

Gymnastik und Laufstil — 101 — STEP 7

Ganzkörpertraining und Feilen am Stil — 102
Dehnen und Kräftigen — 102
So dehnen Sie richtig — 102
Den Laufstil optimieren — 110

Laufend in Form bleiben — 115 — STEP 8

Ergänzungs- oder Crosstraining — 116
Walking, Aerobic oder Tanzen — 116
Indoortraining im Winter — 116
Skilanglauf — 117
Radfahren — 117
Regenerieren und Entspannen — 117
Verletzungen vermeiden — 119
Die häufigsten Verletzungen — 122
Laufen mit Partner — 125

Ernährung in Alltag und Sport — 127 — STEP 9

Richtig essen macht die Meisterin — 128
Die Energielieferanten — 128
Vitamine — 130
Sekundäre Pflanzenstoffe — 130
Mineralstoffe und Spurenelemente — 131
Nährstoffdichte – mehr als Kalorien — 133
So stimmt die Wasserbilanz — 134
Trainings- und Wettkampfkost — 134
Laufend abnehmen — 138
Wettkampfgewicht — 140

Weiterführende Literatur — 141
Wichtige Internetadressen — 141
Register — 142
Impressum/Über dieses Buch — 144

Dehnen nach dem Laufen rundet Ihr Training ab.

Marathon bedeutet auch einen langen Lauf zu sich selbst.

Vorwort

Der »kleine Unterschied«?

Ein Ehepaar in der Vorstellungsrunde eines Laufseminars. Er: »Meine Frau und ich trainieren seit nun zwei Jahren zusammen. Auch die Wettkämpfe über zehn Kilometer und Halbmarathon sind wir gemeinsam gelaufen. Nun möchte ich einen Marathon laufen. Es muss aber unbedingt unter vier Stunden sein.«

Von Ehrgeiz und Zögerlichkeit

Sie: »Ja, mein Mann hat eigentlich schon alles gesagt. Eigentlich laufe ich für mein Wohlbefinden und um mein Gewicht im Griff zu behalten. Beim Thema Marathon bin ich mir aber noch nicht so sicher. Ich möchte da ganz vorsichtig rangehen und erhoffe mir im Seminar von Experten Aufschluss darüber, ob ich das überhaupt packe. Und wenn ich einen Marathon versuche, dann möchte ich es so schaffen, dass ich mit einem Lächeln über die Ziellinie laufe und nicht total kaputt bin.«

Trotz gleicher Ausgangslage ganz verschiedene Zielvorstellungen. Er stürzt sich gleich ehrgeizig ins Abenteuer. Sie zögerlich, möchte sicher gehen und traut sich den Marathon noch nicht so recht zu.

Zielvorstellungen

Männer suchen den Wettstreit, Frauen den Laufplausch und joggen nur für die Figur? Manche Unterschiede zwischen den Geschlechtern sind allerdings geringer als die individuellen Schwankungen unter Geschlechtsgenossen. Es gibt Frauen, die sich nicht trauen, aber auch echte Kampfmaschinen. Originalzitat einer Marathonläuferin der deutschen Spitzenklasse: »Nach dem Startschuss sind alle anderen Weiber meine Feindinnen!«

Männer laufen anders – Frauen auch

In diesem Buch sollen bestimmt keine Vorurteile über Mars und Venus geschürt werden. Es gibt durchaus anatomische und physiologische Unterschiede und verschiedene Ausgangsvoraussetzungen soziologischer Natur zwischen den Geschlechtern. Aber laufen Frauen wirklich so viel anders als Männer? Die Spanne der Sichtweisen ist weit: von »Frauen werden vom Langstreckenlauf unfruchtbar« bis hin zu »Frauen sind den Männern im Ausdauersport sogar überlegen!« Diese Themen sollen kritisch hinterfragt wer-

Laufen war hierzulande lange eine Männerdomäne. Das offizielle Berliner Sportorgan der Deutschen Sportbehörde »Sport im Wort« verglich 1904 den Laufstil von Frau und Mann mit dem »Watscheln der Ente zum stolzen Schritt des Rennpferdes«.

Vorwort

den und das Lauftraining für Frauen aus der Sicht einer Sportmedizinerin, eines Gynäkologen und eines Trainers und Biologen dargestellt werden. Sie kennen seit Jahrzehnten Laufen aus erster Hand, von der Einsteigerberatung bis hin zur Weltspitze.

Mit Mut ins Projekt Marathon

Selbstverständlich ist das so genannte schwache Geschlecht genauso gut für die klassische 42,195-Kilometer-Distanz wie Männer geeignet. Dennoch stellen sie bei uns mit weniger als 20 Prozent der Teilnehmer bei Marathons den viel geringeren Anteil, während sie an kürzeren Rennen über fünf oder zehn Kilometer prozentual viel häufiger starten. Dieses Buch soll Frauen für das Projekt Marathon mehr Mut machen und Erfolg versprechende Wege aufzeigen, ohne dass der Spaß dabei verloren geht. Es gibt uns die Gelegenheit, Themen, die Männer vielleicht nur am Rande interessieren, umfassender darzustellen und mit Erfahrungen, Fakten und Untersuchungen zu untermauern, die mit Frauen vorgenommen wurden. Letztlich sind auch die Trainingspläne in diesem Buch für Frauen geschrieben. Eine Läuferin, die Marathon unter drei Stunden schafft, hat mehr Talent und kann komplexer als ein gleich schneller Mann trainieren.

Seit 1947 propagierte der Laufpionier Dr. Ernst van Aaken mit der von ihm begründeten Waldnieler Dauerlaufmethode kämpferisch den langsamen Dauerlauf als Alternativmedizin und setzte sich vehement für das Frauenlaufen ein. Der internationale Boom der Citymarathons seit den 1980ern mobilisiert die Massen.

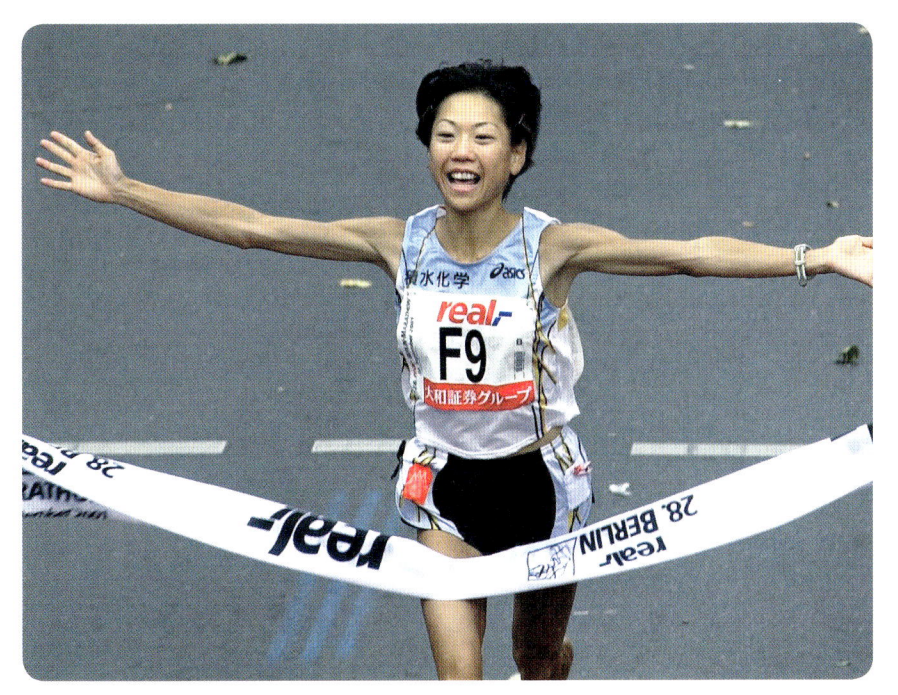

Hierzulande hat sich der Frauenanteil beim Marathon in den letzten 30 Jahren von unter 5 auf knapp 20 Prozent erhöht. Das Durchschnittsalter der Läuferinnen beträgt bei uns um die 40 Jahre.

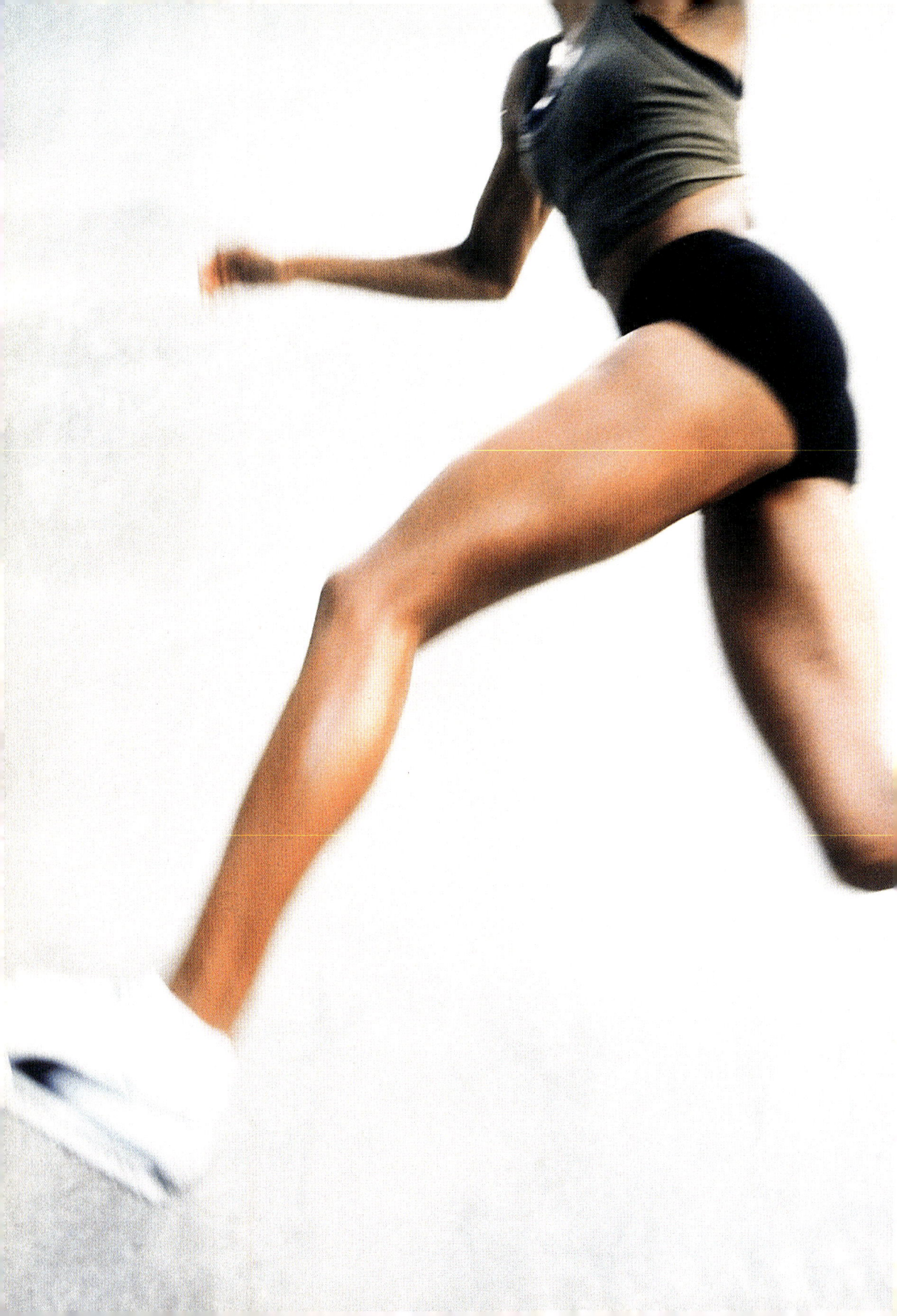

STEP 1

Der biologische Unterschied

Frauen und Männer unterscheiden sich im Körperbau, in der Fettverteilung, Muskulatur, Bindegewebsstruktur, Beweglichkeit, im Hormon- und Eisenhaushalt. Hinzu kommen Schwangerschaft, Geburt, Stillzeiten und die Umstellungen in den Wechseljahren. Das hat Konsequenzen für das Lauftraining.

STEP 1 Der biologische Unterschied

Frau und Mann im Vergleich

Bis zum Einsetzen der Pubertät gibt es zwischen Mädchen und Jungen keine sportrelevanten Unterschiede im Körperbau oder in der sportlichen Leistungsfähigkeit. Mit der vermehrten Produktion und Ausschüttung der Geschlechtshormone – den Östrogenen bei der Frau und dem Testosteron beim Mann – ändert sich das recht eindrucksvoll.

Sportmedizinische Unterschiede

Becken und Körperfett

Nach der Pubertät werden die unterschiedlichen Körperbaumerkmale mit den breiteren Schultern der Männer und dem breiteren Becken der Frauen deutlich. Das breitere Becken bedingt einen kleineren Winkel zwischen Oberschenkelhals und Oberschenkelknochen und eine Neigung zum »X-Bein«. Auch sind die Gelenke der Frauen nicht so fest wie die der Männer. Aufgrund der spezifischen Wirkung der Geschlechtshormone auf das Fettgewebe ist der Körperfettanteil bei Frauen größer. Typischerweise lagern sie das Fett vor allem an Hüften und Oberschenkeln an, die deshalb auch als Problemzonen bezeichnet werden. Wegen des langsamen Stoffwechsels in diesen Fettpolstern ist ihr Abbau sehr schwierig, bei einem regelmäßigen Training aber möglich. Männer haben dafür mehr Fett im Bauchbereich.

Männer sind nach Abschluss des Körperwachstums durchschnittlich 13 Zentimeter größer und 16 Kilogramm schwerer als Frauen und haben allein deshalb im Durchschnitt auch größere innere Organe und mehr Blut.

Muskulatur und Kraft

Durch den aufbauenden, anabolen Effekt des Testosterons vor allem auf die Muskulatur haben Männer im Durchschnitt eine größere Muskelmasse als Frauen und als Folge hiervon mehr Kraft. Ermittelt man die Kraft, die pro Kilogramm Muskelmasse aufgebracht werden kann, sind keine geschlechtsspezifischen Unterschiede mehr erkennbar. Infolge des Testosteroneinflusses weisen die einzelnen Muskelzellen bei Männern einen größeren Querschnitt auf. Die relative Verteilung schneller und langsamer Muskelfasern ist jedoch gleich. Neuere Untersuchungen weisen darauf hin, dass der weibliche Skelettmuskel langsamer ermüdet als der männliche und sich von intensiven Belastungen schneller erholt.

Stoffwechsel

Hinsichtlich der aeroben Energiebereitstellung, also dem Abbau von Zucker, Fetten und Eiweiß unter Sauer-

Sportmedizinische Unterschiede

Unterschiede zwischen Frauen und Männern

Merkmal	Frau	Mann
Körperbau		
Größe	ø 13 cm kleiner	
Gewicht	ø 14–18 kg leichter	
Körperfettanteil	ø 6–10 % höher	
Fettpolster	Hüfte und Oberschenkel	Oberkörper und Bauch
Schulter	Schmaler	Breiter
Becken	Breiter	Schmaler
Beinachsen	Neigung zu X-Beinstellung	Gerade
Haltungs- und Bewegungsapparat	Elastischer	Fester
Muskulatur und Kraft		
Muskelmasse	ø 21 kg (ca. 31 % des Körpergewichts)	ø 33 kg (ca. 38 % des Körpergewichts)
Kraft (pro kg Muskelmasse)	Keine Unterschiede	
Anteil schneller/langsamer Fasern	Keine Unterschiede	
Querschnitt der Muskelfasern	Kleiner	Größer
Ermüdungsresistenz	Besser	Schlechter
Stoffwechsel		
Aerob	Keine Unterschiede	
Anaerob (maximale Laktatbildung)	Schlechter	Besser
Herz, Kreislauf und Lunge		
Relative Herzgröße (ml/kg KG)	ø 10 % kleiner	
Blutvolumen	3,5–5 Liter	5–8 Liter
Hämoglobin	12–16 g/dl	13,5–18 g/dl
Lungenvolumen	ø 3,5 Liter	ø 5,0 Liter
Ausdauerleistungsfähigkeit		
VO_2max bei Untrainierten VO_2max (höchste bekannte Werte)	ø 38 ml/kg*min 77 ml/kg*min	ø 44 ml/kg*min 94 ml/kg*min
Leistung an der Ausdauergrenze (bezogen auf Maximalleistung)	Keine Unterschiede	
Trainierbarkeit	Keine Unterschiede	
Laufökonomie	Keine Unterschiede	

STEP 1 Der biologische Unterschied

In anderen Ausdauersportarten wie z. B. dem Langstreckenschwimmen, wo der höhere Körperfettanteil kein Nachteil ist, überflügeln Frauen bisweilen schon das starke Geschlecht, und es ist atemberaubend, wie sich in den letzten Jahren der Marathonweltrekord der Frauen sprunghaft verbessert hat. Den Männerweltrekord hält seit 2003 mit 2:04:55 Stunden der Kenianer Paul Tergat. Nachdem die Japanerin Naoko Takahashi 2001 beim Berlin Marathon erstmals die 2:20-Stunden-Grenze unterbot, schraubte die Britin Paula Radcliffe 2003 den Weltrekord auf sensationelle 2:15:25 Stunden.

stoffverbrauch zu Kohlendioxid und Wasser, bestehen keine Unterschiede zwischen Frauen und Männern bei gleichem Trainingszustand. Im anaeroben Energiestoffwechsel besteht ein Unterschied: Männliche Skelettmuskeln können den Glukoseabbau ohne Verbrauch von Sauerstoff zu Laktat (Milchsäure) besser nutzen und daher bei Maximalbelastung mehr Laktat bilden als weibliche Skelettmuskeln.

Herz, Kreislauf und Lunge

Frauen haben aufgrund geringerer Testosteronspiegel verhältnismäßig kleinere Herzen und weniger Blut als Männer. Das führt dazu, dass mit einem Herzschlag weniger Blut ausgeworfen werden kann. Frauen haben deshalb bei gleicher Laufgeschwindigkeit im Mittel höhere Herzfrequenzen. Für die maximal erreichbare Herzfrequenz gibt es aber keine geschlechtsspezifischen Unterschiede. Da auch die weibliche Lunge durchschnittlich kleiner als die männliche ist, können Frauen insgesamt weniger Sauerstoff aufnehmen, diesen mit dem Blut zum Muskel transportieren und dort im Stoffwechsel verwerten. Die maximale aerobe Leistungsfähigkeit der Frauen ist geringer als die der Männer.

Ausdauerleistungsfähigkeit

Ein allgemein anerkanntes Maß für die aerobe Kapazität (= Leistungsfähigkeit bei Energiebereitstellung mit Sauerstoffverbrauch) ist die maximale Sauerstoffaufnahme (VO_2max), die in Liter pro Minute oder Milliliter pro Minute gemessen wird. Die VO_2max kann auf dem Laufband während einer stufenweise ansteigenden Belastung ermittelt werden. Da Männer größer und schwerer sind, ein größeres Herz, mehr Blut, eine größere Lunge sowie eine größere aktive Muskelmasse haben, ist die maximale Sauerstoffaufnahme bei gleichem Trainingszustand und gleichen genetischen Voraussetzungen (Talent) bei Männern deutlich höher. Aber auch dann, wenn die VO_2max körpergewichtsbezogen in Milliliter pro Kilogramm Körpergewicht pro Minute bestimmt wird, erreichen Frauen wegen des höheren Körperfettanteils bei vergleichbarem Trainingszustand nur durchschnittlich ca. 10 bis 15 Prozent niedrigere Werte als Männer.

Gleiche relative Leistungsfähigkeit

Die Sauerstoffaufnahme an der Ausdauergrenze (= maximale Geschwindigkeit, mit der eine Ausdauerbelastung, z. B. ein Marathonlauf, durchgeführt werden kann) ist bei Frauen und Männern mit gleichem Trainingszustand gleich groß, wenn sie in Prozent der maximalen Sauerstoffaufnahme angegeben wird. Während die relative Leistungsfähigkeit an der Ausdauergrenze bei Frauen und Männern gleichen Alters mit vergleichbarem Talent und Trainingszustand also gleich ist,

Zyklusabhängige Besonderheiten

wird aufgrund der besseren maximalen Leistungsfähigkeit der Männer die Geschwindigkeit an der Ausdauergrenze bei Frauen immer niedriger liegen. Durch ein regelmäßiges Ausdauertraining werden bei Frauen und Männern die gleichen Anpassungsreaktionen beobachtet. Die maximale Sauerstoffaufnahme nimmt zu. Gleichzeitig verbessert sich die Laufökonomie, d. h. bei gleicher Geschwindigkeit sinkt der Energieverbrauch.

Solange Frauen noch Frauen sind

»Solange die Frauen noch Frauen sind, werden sie die Männer nicht überholen.« Das sagte die Norwegerin Grete Waitz, neunfache New-York-Marathonsiegerin, frühere Weltrekordlerin und Marathonweltmeisterin. Eine, die es wissen muss. Es gab sicher einen großen Nachholbedarf, und die Kommerzialisierung gibt auch Frauen aus der Dritten Welt die Möglichkeit, genauso professionell wie Männer zu trainieren und ihr Potenzial auszuschöpfen. Die Anfangserfolge in dem Bestreben, die Differenz zu den Männerleistungen zu schließen, sind, wenn man bei Null beginnt, natürlich zunächst immer groß. Wie wir aber in der Grafik sehen, werden die Sprünge immer geringer. Vom Überholen kann vorerst jedenfalls keine Rede sein. Mögliche unterschiedliche, beispielsweise hormonelle Manipulierbarkeit von Männern und Frauen im Rahmen des Dopings spielten in der Frauenleichtathletik eine nicht zu übersehende Rolle. Auf diese Exzesse mag Grete Waitz mit ihrer Aussage angespielt haben.

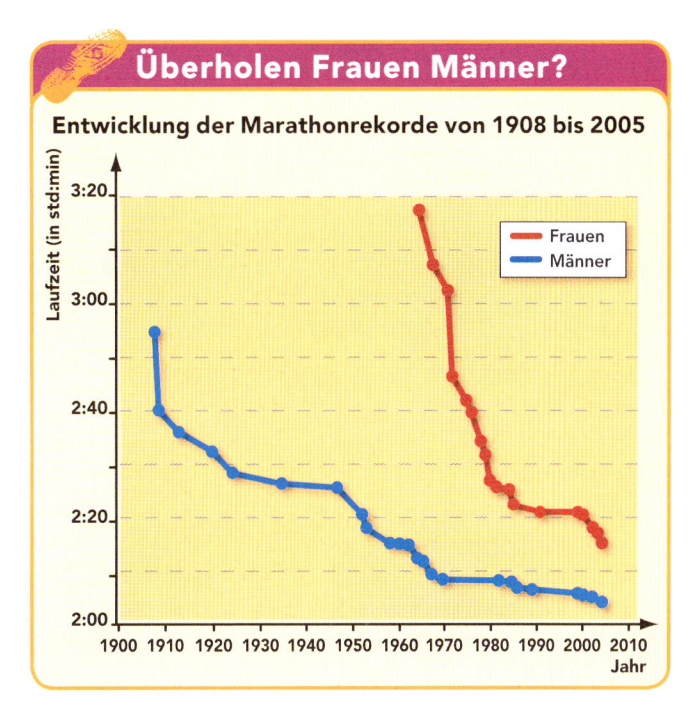

Überholen Frauen Männer?

Entwicklung der Marathonrekorde von 1908 bis 2005

Zyklusabhängige Besonderheiten

Der Zyklus und seine hormonabhängigen Veränderungen können das Befinden und die körperliche Leistungsfähigkeit beeinflussen, wobei es erhebliche individuelle Unterschiede gibt. Vor allem bei Hochleistungssportlerinnen kann es zu einer Beeinträchtigung der hormonellen Regulationsmechanismen bis hin zum völligen Ausbleiben der Periode kommen.

Dr. Ernst van Aaken, einer der Pioniere des Frauenlaufs, spekulierte einst, dass Frauen im Bezug auf Ausdauersportarten besonders talentiert sind und die Männer eines Tages auf den ganz langen Laufdistanzen sogar überholen könnten.

STEP 1 Der biologische Unterschied

Hormonelle Regulation

Die Zyklussteuerung erfolgt durch Hormone der Hirnanhangsdrüse, deren Funktion es ist, die Voraussetzungen für eine Schwangerschaft zu schaffen. Sie stimulieren auch die Eierstöcke zur Bildung der weiblichen Geschlechtshormone (Östrogene und Gestagene). Diese beeinflussen die Reproduktionsorgane und viele andere Abläufe im Körper, z.B. das subjektive Befinden, den Knochenstoffwechsel oder das Herz-Kreislauf-System.

Frauen im gebärfähigen Alter erkranken viel seltener an einem Herzinfarkt als Männer. Nach Eintreten der Menopause gleicht sich das Risiko jedoch dem von Männern an.

Hormonzyklus und Leistung

Die Beeinflussung des Wohlbefindens ist individuell unterschiedlich. Während viele Frauen damit keine Probleme haben, klagen andere über zum Teil erhebliche Beschwerden, die die körperliche Leistung beeinflussen. Hier können entzündungshemmende Schmerzmittel oder Entspannungsübungen helfen. Bis zu 30 Prozent der Frauen zeigen Symptome wie Kopfschmerzen, Wassereinlagerungen, Stimmungsschwankungen, Brustspannen oder Völlegefühl, die vor allem gegen Zyklusende auftreten und mit Eintreten der Menstruation aufhören. Man bezeichnet diesen Symptomenkomplex als prämenstruelles Syndrom. Viele Betroffene berichten, dass gerade Ausdauersport die Beschwerden erheblich lindern kann. Letztlich sollte eine Klärung und Therapie durch den behandelnden Frauenarzt erfolgen.

Zyklusverschiebung mit Pille

Eine hormonelle Therapiealternative stellt die Einnahme einer niedrig dosierten Antibabypille dar, die zyklisch oder durchgehend eingenommen werden kann. Immer wieder diskutiert wird auch die Frage, inwieweit im Leistungssport eine Zyklusverschiebung zur Optimierung der Fitness zum Wettkampftermin beitragen kann. Hier konnte ein allgemeiner Einfluss nie nachgewiesen werden; sicherlich kann dies jedoch bei Athletinnen mit erheblichen Zyklusbeschwerden sinnvoll sein. Insbesondere durch die Einnahme eines monophasischen Ovulationshemmers kann die Periode ohne gesundheitlichen Bedenken sehr einfach verschoben werden, indem man die Pille beispielsweise vorübergehend ohne Pause weiter nimmt.

Zyklusstörungen im Leistungssport

Das empfindliche Regulationssystem des weiblichen Zyklus kann durch körperliche und psychische Faktoren beeinflusst werden. So kann erheblicher psychischer Stress zum Ausbleiben der Periodenblutung führen. Der biologische Hintergrund: Eine Schwangerschaft ist in Phasen existentieller Bedrohung nicht sinnvoll. Auch die enormen Belastungen im Leistungssport können zu einer verspäteten ersten Periodenblutung bei jungen Spitzensportlerinnen führen, aber sich auch

Zyklusabhängige Besonderheiten

als Zyklusstörung bis hin zum Ausbleiben der Periodenblutung (Amenorrhö) äußern. Besonders gefährdet sind sehr schlanke Sportlerinnen, da im Fettgewebe ein Teil der Östrogene gebildet wird. Bei Patientinnen mit einer Essstörung wie Magersucht ist wegen des erheblich reduzierten Körperfettgehalts eine Amenorrhö sogar typisch.

Knochendichte und Eisenbedarf

Weiterhin bewirkt die verminderte Hormonbildung eine reduzierte Knochendichte, wodurch das spätere Risiko für Osteoporose (Knochenschwund) erhöht ist. Daher ist es wichtig, auf eine vernünftige Körpergewichts- und Fettregulation zu achten und bei entsprechenden Störungen gezielte weitere Untersuchungen zu veranlassen.

Durch eine starke Regelblutung entsteht auch ein erhöhter Eisenbedarf. Frauen mit Blutungsstörungen, z. B. aufgrund einer vergrößerten Gebärmutter, sollten dem durch eine entsprechend angepasste Ernährung Rechnung tragen. Im Zweifelsfall sollte eine Abklärung durch den behandelnden Frauenarzt erfolgen.

Orthopädische Belastbarkeit

Das dehnbarere und elastischere Bindegewebe von Frauen ist eine natürliche Voraussetzung für den Geburtsvorgang. Die möglichen Nachteile sind verminderte orthopädische Belastbarkeit und Bindegewebsschwächen. So kommen Krampfadern bei Frauen häufiger vor als bei Männern. Viele Läuferinnen berichten über Schmerzen in den Füßen, die durch Absenkung des Fußquergewölbes, also einen Spreizfuß, bedingt sind. Betroffen hiervon sind insbesondere Frauen, die häufig hohe Schuhe tragen oder viel stehen müssen. Es ist deshalb wichtig, diese Schwächen durch Einlagen und angepasste Laufschuhe auszugleichen. Unter Beachtung dieser Faktoren ist die orthopädische Belastbarkeit mit der der Männer vergleichbar; so stehen Frauen im Bereich des Spitzensports ihren männlichen Kollegen im Hinblick auf die wöchentliche Trainingsbelastung kaum nach. Ihr leichteres Körpergewicht ist orthopädisch und für die Regeneration sogar von Vorteil.

Die weiblichen Geschlechtshormone haben offensichtlich einen schützenden Effekt auf das Blutgefäßsystem.

Individuell optimale Schuhe sind das A und O für Läuferinnen.

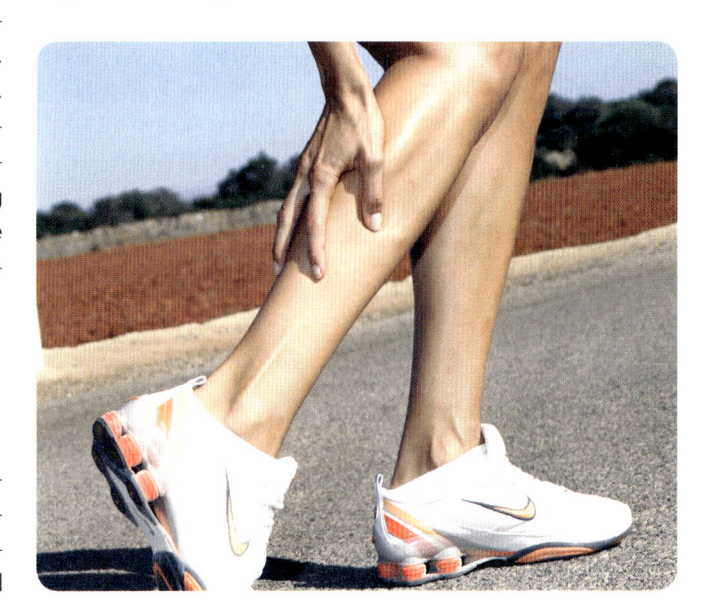

STEP 1 Der biologische Unterschied

Weitere Maßnahmen im Kampf gegen Osteoporose sind die Gabe von Kalzium, Vitamin D, Bisphosphonaten und eine zeitlich begrenzte Hormontherapie in der Menopause.

Bewegung erhält Knochen

Knochen unterliegen einem ständigen Umbau. Bis etwa zum 30. Lebensjahr überwiegt der Aufbau, sodass die Gesamtknochenmasse zunimmt. Danach dreht sich der Stoffwechsel um, die Knochen werden abgebaut und instabiler. Wer durch Mangelernährung in der Jugend bereits eine geringere Knochenmasse hat, kann dies im höheren Alter nicht mehr ausgleichen und wird früher an Knochenschwund erkranken. Zur Vorbeugung der Osteoporose sind ausreichend Bewegung sowie eine ausgewogene, kalziumreiche Ernährung (Milchprodukte) wichtig. Rauchen und hoher Kaffeekonsum schädigen die Knochen. Schlanke Frauen erkranken häufiger, da in ihrem geringeren Körperfettanteil auch weniger schützende Östrogene gebildet werden.

Harninkontinenz und Aktivität

Unter Harninkontinenz versteht man den unwillkürlichen Urinabgang, wodurch die Lebensqualität teils erheblich eingeschränkt wird. Sie tritt vor allem bei Frauen auf, von denen etwa 20 Prozent damit mehr oder weniger große Probleme haben. Verantwortlich sind anatomische und physiologische Unterschiede im Vergleich zum Mann. So ist die Harnröhre mit durchschnittlich drei bis fünf Zentimetern kürzer und die Belastung des Beckenbodens durch Schwangerschaft und Geburten erheblich größer. Verstärkt werden können die Probleme hormonell bedingt mit dem Eintritt in die Wechseljahre, wo sie bei vielen Frauen erstmalig auftreten. Vor allem aktive Frauen leiden sehr darunter, da sie beim Sport eingeschränkt sind.

Das individuelle Risiko ist teilweise vererbt, aber auch von Bindegewebsschwäche, Zahl der Schwangerschaften und höherem Geburtsgewicht der Kinder abhängig. Durch regelmäßige Kräftigung der Beckenbodenmuskula-

---

Droht Ihnen Osteoporose?

Fragebogen zur Abschätzung des individuellen Erkrankungsrisikos für Osteoporose

1. Gibt es in der Familie Fälle von Osteoporose?
2. Leiden Sie an Bewegungsmangel?
3. Haben Sie aufgrund einseitiger Ernährung einen Mangel an Milchprodukten?
4. Sind Sie Raucherin?
5. Trinken Sie täglich mehr als vier Tassen Kaffee oder einen halben Liter Cola?
6. Leiden Sie häufig an Rückenschmerzen?
7. Haben Sie einen erhöhten Alkoholkonsum?
8. Sind Sie vor dem 45. Lebensjahr in die Wechseljahre gekommen oder wurde eine Totaloperation durchgeführt?

Je mehr Fragen Sie mit Ja beantworten, desto höher ist Ihr Osteoporoserisiko. Bereits bei zwei positiven Antworten ist Ihr Erkrankungsrisiko erhöht. Ein exzessives Sportprogramm birgt die Gefahr einer Stressfraktur. Walking oder sanftes Jogging ist möglich, sollte aber mit einem Sportarzt abgestimmt werden und eventuell durch medikamentöse Therapie und Krafttraining ergänzt werden.

tur kann der Verschlussmechanismus trainiert werden, wenngleich sich eine Inkontinenz auch damit nicht immer vermeiden lässt. Blasen- und Beckenbodentraining, medikamentöse und operative Verfahren kommen in Frage. In den meisten Fällen können die lästigen Beschwerden beseitigt werden, und einer ungetrübten sportlichen Betätigung steht dann nichts mehr im Wege.

Ausdauersport und Krebs

Brustkrebs ist das häufigste Karzinom bei Frauen, an dem jede Neunte erkrankt. Regelmäßiges Lauftraining mindert nicht nur das Risiko für Kreislauf-, sondern auch für Krebserkrankungen. Durch den trainingsbedingten Fettabbau sinkt der Östrogenspiegel. Genauso ist das seltenere Vorkommen von Gebärmutterkrebs bei Ausdauersportlerinnen zu erklären. Auch das Risiko für Dickdarmkrebs wird durch sportliche Aktivität vermindert; möglicherweise wird dabei die Darmaktivität gefördert, was auch einer Verstopfung entgegenwirkt.
Bei bereits an Krebs Erkrankten steigert sanftes Ausdauertraining die körperliche Leistungsfähigkeit und Lebensqualität. Es gibt zahlreiche Studien, die positive Effekte selbst bei Chemotherapie und nach Knochenmarkstransplantation zeigen. Ähnlich wie bei Koronarsportgruppen wird auch bei Krebserkrankungen mittlerweile ein individuell dosiertes körperliches Training in Absprache mit einem sporterfahrenen Arzt angeboten.

Kräftigung des Beckenbodens

Diese Übungen stärken den Beckenboden und dienen der Prophylaxe einer Stressharninkontinenz:

1. Um ein Gefühl für die Beckenbodenmuskulatur zu bekommen, halten Sie den Harnstrahl an. Hierbei spannen Sie automatisch den Beckenboden an. Als Trainingsmethode ist diese Übung allerdings nicht geeignet.

2. Legen Sie sich mit gebeugten Knien auf den Rücken und versuchen die Muskulatur um Scheide und Enddarm anzuspannen und in sich »aufzusaugen«. Atmen Sie normal weiter und vermeiden ein gleichzeitiges Anspannen von Bauch und Gesäß. Diese Übung können Sie variieren, indem Sie die Beckenbodenmuskulatur wie einen Fahrstuhl in mehreren Etagen hochziehen und jede Etage eine gewisse Zeit halten.

3. Versuchen Sie, im Sitzen die Analregion zusammenzuschnüren. Danach beugen Sie Ihren Oberkörper leicht vor und spannen die Muskulatur um Scheide und Harnröhre für mindestens 10 Sekunden an.

Schwangerschaft und Laufen

In der Schwangerschaft ist Bewegung ganz natürlich, und es gibt zunächst keinen Grund, mit Ausdauertraining aufzuhören. Allerdings finden Veränderungen im Körper statt, die die Leistungsfähigkeit und orthopädische Belastbarkeit beeinflussen. Es kann allerdings auch Gründe geben, das Training einzustellen, da sonst Risiken für Mutter und Kind drohen.

Wichtig ist, dass Sie bei einer andauernden Inkontinenz nicht aus Schamgefühl trotz eines erheblichen Leidensdrucks das Gespräch mit Ihrem Frauenarzt meiden, der ein individuell abgestimmtes Therapiekonzept erstellen kann.

STEP 1 Der biologische Unterschied

Veränderungen in der Schwangerschaft

Zu Beginn der Schwangerschaft kommt es zu teils tiefgreifenden körperlichen Anpassungsmechanismen. In den ersten Wochen sind morgendliche Übelkeit und Erbrechen nicht ungewöhnlich. Später nimmt das Blutvolumen zu. Das geschieht vor allem durch Vermehrung der Blutflüssigkeit bei relativer Abnahme von roten Blutkörperchen. Die Herzfrequenz und das Atemzugvolumen steigen an, um eine ausreichende Versorgung des Fetus mit Sauerstoff zu gewährleisten. Es kommt zur vermehrten Flüssigkeitseinlagerung mit Gewichtszunahme. Das Bindegewebe lockert sich für den Geburtsvorgang, was die orthopädische Belastbarkeit erheblich vermindern kann. Rückenschmerzen sind nicht selten, die durch die Zunahme des Bauchumfangs verstärkt werden können. Das Drüsengewebe der Brust wird auf die Stillperiode vorbereitet, was sich zunächst durch Brustspannen und später in einer Volumenzunahme äußert. Schließlich ist auch das Thrombose- und Krampfaderrisiko erhöht.

Ausdauertraining tut gut

Moderates Jogging oder Walking steigert auch in der Schwangerschaft die körperliche Leistungsfähigkeit und das Wohlbefinden für Mutter und Kind, das über die Plazenta an den Glückshormonen der Mutter teilhat. Sportlich aktive Frauen haben seltener Rückenschmerzen und oft eine kürzere Geburtsdauer. Zudem ist die Rate an operativen Entbindungen niedriger. Das Thromboserisiko wird vermindert, und Stoffwechselvorgänge werden günstig beeinflusst.
Durch Sport sinkt auch das Risiko für Schwangerschaftsdiabetes. Hierdurch ist auch die Wahrscheinlichkeit für die Entwicklung einer Zuckererkrankung im weiteren Leben des Neugeborenen geringer. Nicht zuletzt wird durch Sport einer übermäßigen Gewichtszunahme entgegengewirkt.

Weltrekord nach Geburt

In gewissen Grenzen ist die Schwangerschaft ein Training für Herz, Kreislauf und Lunge und durch die langsame Gewichtszunahme auch ein ansteigendes Belastungstraining für den Bewegungsapparat. Manche Hochleistungssportlerinnen erreichen ihren Zenit erst als Mutter. So gewann die im vierten Monat schwangere Norwegerin Ingrid Kristiansen ohne negative Folgen für das Kind 1983 den Houston Marathon. Bereits vier Monate nach der Geburt ihres Sohnes lief sie besser denn je, gewann erneut Houston und stellte weitere drei Monate später einen Marathon-Europa- und ein Jahr später einen Weltrekord auf. Solche Ausnahmefälle können allerdings kein Vorbild sein. Sportliche Höchstleistungen und Wettkämpfe sollten in der Schwangerschaft vermieden werden.

Frauen, die auch in der Schwangerschaft aktiv sind, erholen sich viel schneller und erreichen früher wieder die ursprüngliche Leistungsfähigkeit. Es gilt: Wer sich vorher nicht sportlich betätigt hat, sollte in der Schwangerschaft nicht erst damit beginnen, während Schwangere, die zuvor aktiv waren, weiter Sport betreiben sollten.

Sportrisiken in der Schwangerschaft

Durch die bei stärkeren Belastungen erhöhte Körpertemperatur und verringerte Sauerstoffversorgung kann es zu einer Minderversorgung und Schädigung des Fetus kommen. Bei Hitze sollte das Training ausfallen. Außerdem sind beim Sport durch Stürze oder Sprünge Traumen möglich. Orthopädische Probleme können wegen der Auflockerung des Bindegewebes und der Gewichtszunahme auftreten. Es ist deshalb wichtig, durch optimales Schuhwerk vorzubeugen und Trainingsintensität und -umfang den Gegebenheiten anzupassen.

Mit Körpergefühl und in individueller Abstimmung mit dem Arzt geht von einer sanften sportlichen Betätigung kaum ein Risiko aus, im Gegenteil, es sind eher positive Effekte zu erwarten.

Geeignete Sportarten

Es gibt Sportarten, die in verschiedenen Phasen der Schwangerschaft mehr oder weniger gut geeignet sind (siehe Tabelle). Sinnvoll ist ein langsames Ausdauertraining mit Sauerstoffüberschuss, wobei es weder zu einer Minderversorgung noch zu einer schädigenden Temperaturerhöhung für den Fetus kommt. Auch körperliche Belastungen in dünner Bergluft und generell Höhentraining sollten wegen des verminderten Sauerstoffgehalts vermieden werden.

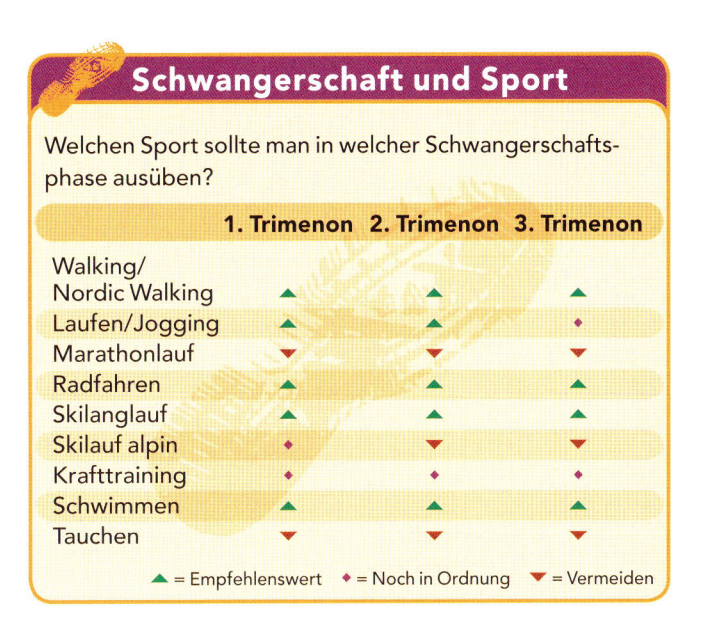

Schwangerschaft und Sport

Welchen Sport sollte man in welcher Schwangerschaftsphase ausüben?

	1. Trimenon	2. Trimenon	3. Trimenon
Walking/Nordic Walking	▲	▲	▲
Laufen/Jogging	▲	▲	♦
Marathonlauf	▼	▼	▼
Radfahren	▲	▲	▼
Skilanglauf	▲	▲	▲
Skilauf alpin	♦	▼	▼
Krafttraining	♦	♦	♦
Schwimmen	▲	▲	▲
Tauchen	▼	▼	▼

▲ = Empfehlenswert ♦ = Noch in Ordnung ▼ = Vermeiden

Wann wieder laufen?

Durch eine schwangerschaftsbedingte Abnahme des Kalziumgehalts der Knochen ist die orthopädische Belastbarkeit zunächst reduziert. Der Bewegungsapparat muss sich ohnehin erst langsam wieder an Belastung gewöhnen. So kann nach unauffälligem Wochenbettsverlauf etwa einen Monat nach der Entbindung mit einem systematischen Training begonnen werden, das aber sehr vorsichtig gesteigert werden sollte. In der Stillphase kann ein besonders stabiler und straffer Sport-BH Beschwerden entgegenwirken und eine Ermüdung des Brustbindegewebes verhindern.

Hören Sie auf Ihren Körper. Genießen Sie diese Lebensphase und setzen Sie sich mit zu frühzeitigen Wettkampfzielen keinesfalls unter Druck.

In bestimmten Situationen sollte auf Sport verzichtet werden:
- Bei Blutungen
- Nach Frühgeburt
- Bei Frühgeburtsbestrebungen (z. B. offener Muttermund)
- Mehrlingsschwangerschaft
- Unterentwicklung des Fetus
- Extremes Über- oder Untergewicht

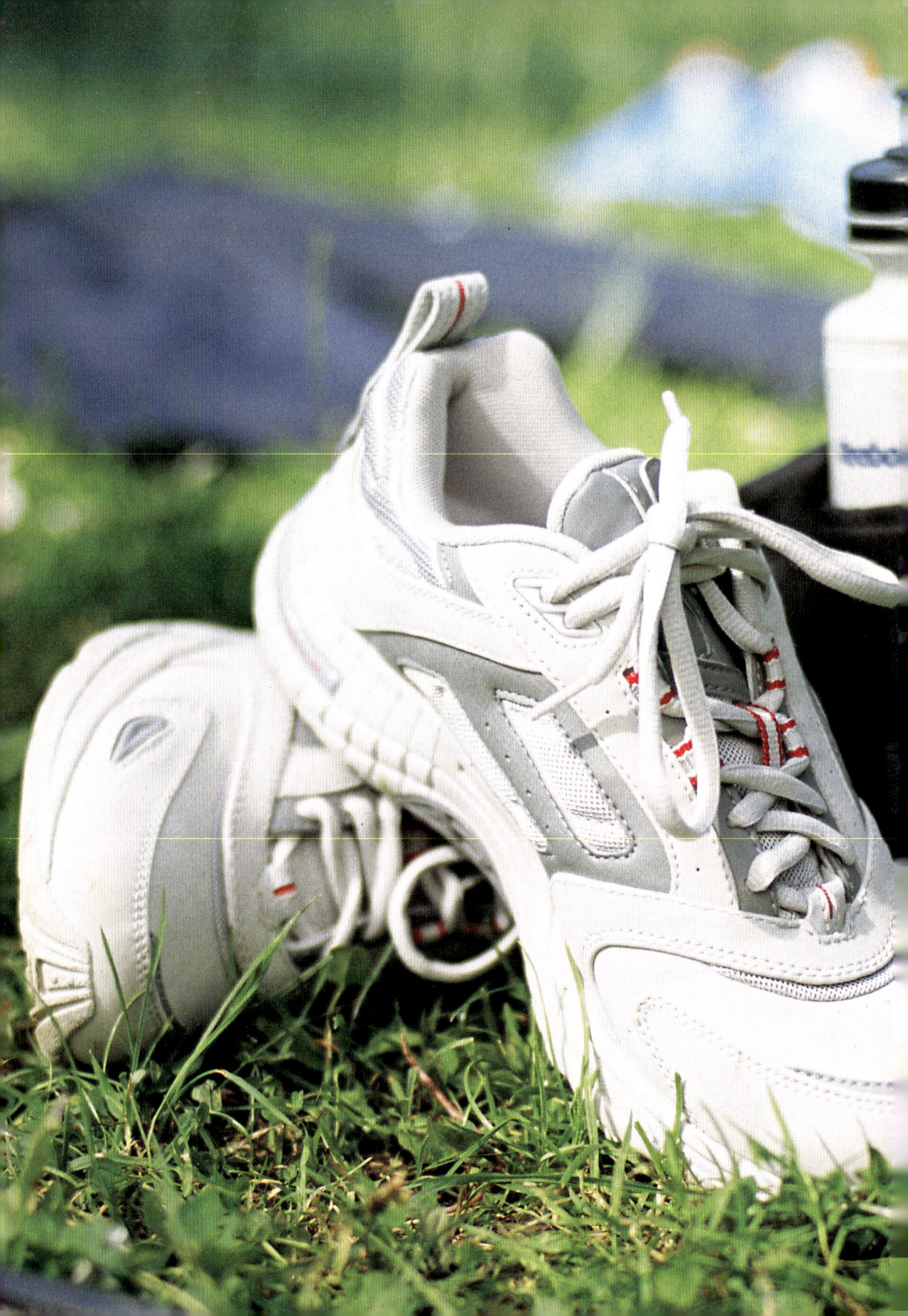

STEP 2

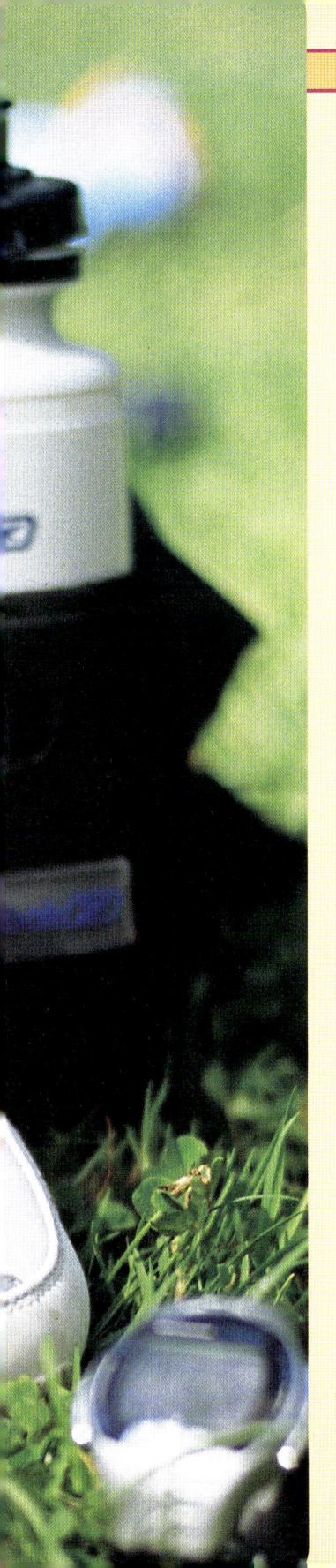

Die Lauf-ausrüstung

Laufen gehört zu den kostengünstigen Sportarten. Die Ausrüstung ist nicht sehr aufwändig. Aber eine gute Qualität mit individueller Fachberatung bekommt man nicht zum Schnäppchenpreis im Supermarkt. Mit einigen Hundert Euro müssen Sie fürs Erste schon rechnen.

STEP 2 Die Laufausrüstung

Vom **Schuh** bis zum **Baby Jogger**

Der richtig gewählte Schuh ist mit Abstand das Wichtigste bei der Ausrüstung. Gute Funktionsbekleidung sorgt zu allen Jahreszeiten für angenehmen Tragekomfort, praktische Accessoires sorgen für noch mehr Laufspaß.

Die Laufschuhe

Nur spezielle Laufschuhe werden den unglaublichen Anforderungen gerecht. Sie müssen bei jedem Schritt je nach Tempo ein Mehrfaches Ihres Gewichts auffangen. Im Marathon kommen da gigantische 2000 bis 3000 Tonnen zusammen! Dabei muss der Schuh den Aufprall dämpfen, die Bewegung stabil und kontrolliert führen, das Abrollen gut ermöglichen und gegebenenfalls orthopädische Fehlstellungen korrigieren. Modische Aspekte, Farbe oder Marke sind dagegen unwichtig. Zur Dämpfung gibt es unterschiedliche Systeme, beispielsweise Luft- oder Gelkissen in der Mittelsohle. Die meisten Läufer landen auf der Ferse und benötigen daher insbesondere hinten entsprechend mehr Dämpfung. Das Obermaterial sollte atmungsaktiv sein und Reflektoren für sicheres Laufen bei Dunkelheit besitzen.

Beginnen Sie auf keinen Fall mit alten Turn-, Aerobic- oder Tennisschuhen oder irgendwelchen Fitnessschuhen vom Wühltisch beim Discounter. Damit ruinieren Sie sich garantiert die Knochen! Der richtig gewählte Laufschuh vermeidet Verletzungen. Sparen Sie nicht am falschen Ende.

Beratung im Fachgeschäft

Das wichtigste Auswahlkriterium sind weniger Testberichte oder Werbeaussagen von erfolgreichen Athleten, sondern Sie selbst, Ihr Fuß, Ihr Körpergewicht und der Untergrund, auf dem Sie trainieren werden. Hier hilft am besten geschultes Personal im Fachgeschäft weiter. Die Verkäufer sind meist selbst Läufer und beraten auch gerne Einsteiger. Erfahrene Händler können aus Ihren mitgebrachten alten Sportschuhen auch auf Fehlstellungen, Laufstil oder sogar Verletzungen schließen.

Passform und Größe

Eine gute Passform garantiert eine optimale Laufökonomie. Sie sollten die Schuhe mit geeigneten Laufsocken anprobieren. Frauen haben meist schmalere Füße als Männer. Sollten Sie einen breiten Fuß haben, probieren Sie einmal die »Herrenversion«. Es gibt von einigen Firmen auch Schuhe mit verschiedenen Weiten.

Der Vorfußbereich muss den Zehen genügend Spielraum für freie Bewegung bieten. Einen Finger breit sollte vor der großen Zehe Platz sein. Im Schaft sollte der Schuh eher fest sitzen.

Die Laufschuhe

Ihr Fußgewölbe sinkt im Lauf des Tages etwas ab, der Fuß wird dadurch länger und breiter. Auch während des Laufens und bei Wärme schwillt der Fuß etwas an. Kaufen Sie Ihre Schuhe daher am besten nachmittags ein. Sie riskieren sonst nämlich blaue Zehennägel oder Blasen.

Füße weg von zu leichten Schuhen!

Der Schuh soll nicht so leicht wie möglich sein. Wer übergewichtig oder groß ist, benötigt ein viel stabileres Schuhmodell als eine kleine, leichte Joggerin. Zierliche Spitzenläuferinnen wiegen meist nur zwischen 45 und 50 Kilogramm. Diese Fliegengewichte tragen spezielle superleichte, aber orthopädisch riskante Wettkampfmodelle. Die Gewichtsersparnis kommt durch Verzicht auf schwerere Dämpfungs- und härtere Stabilisationselemente zustande. Die Schläge gehen beim Citylauf oder Training auf Asphalt voll in die Knochen. Also: Finger weg von zu leichten »dynamischen Schläppchen«, besonders wenn Sie bei Übergewicht noch zusätzlich eine Fehlstellung haben. Das belastet nicht nur die Gelenke, sondern durch die mangelnde Führung des Schuhs verpufft ein Teil der Energie.

Die besten Schuhe für das Marathontraining sind eher etwas fester und härter. Ein bequemer, butterweicher Schuh verstärkt dagegen vorhandene Fehlbewegungen.

Videoanalyse und Fehlstellungen

Niemand sieht sich selbst beim Laufen. Hier hilft nur eine Videoanalyse weiter, am besten im Freien. Manche Geschäfte haben auch ein Laufband mit Videokamera zur Analyse des Bewegungsverhaltens in verschiedenen Schuhen. Allerdings laufen Einsteiger auf dem ungewohnten Laufband meist sehr unnatürlich, beispielsweise auf dem Vorfuß, was möglicherweise nicht der Wirklichkeit entspricht. Ein guter Verkäufer sieht auch ohne Laufband Ihr Bewegungsverhalten, wenn Sie im Laden auf und ab probelaufen. Sie müssen ihm dann vertrauen. Ob Sie O- oder X-Beine haben, wissen Sie vielleicht schon, aber wie sieht es mit einer Fußfehlstellung beim Abrollen aus?

Kaufen Sie als fortgeschrittene Läuferin am besten mehrere verschiedene Schuhe und tragen Sie sie im Wechsel – das schont Knochen und Gelenke.

So finden Sie den richtigen Laufschuh

- Gehen Sie in ein Laufsportgeschäft mit Fachverkäufern.
- Zur Beratung alte Sport- oder Laufschuhe mitbringen.
- Kaufen Sie Ihre Schuhe am Nachmittag.
- Zur Anprobe Ihre Laufsocken tragen.
- Optimale Passform bei Schuhgröße und Fußweite.
- Gerader oder gebogener Leisten?
- Stabilität des Schuhs geht vor Gewicht.
- Vor-, Mittel- oder Rückfußläufer – wie landen Sie?
- Profil und Dämpfung – auf welchem Untergrund laufen Sie?
- Training oder Wettkampf – wozu verwenden Sie den Schuh?
- Belüftung – atmungsaktives Obermaterial.
- Reflektoren für mehr Sicherheit im Dunkeln.
- Haben Sie eine Fußfehlstellung?

STEP 2 Die Laufausrüstung

Für sicheres Laufen auf eisigem Untergrund gibt es Trainingsschuhe, so genannte Icebugs mit kurzen Dornen.

Überpronation und Supination

Beim Bodenkontakt des Fußes unterscheidet man drei Phasen: die Landephase, eine kurze Standphase während des Abrollens und die Abruckphase. Wenn Sie während der Standphase mit dem Fuß statt gerade zu stehen nach innen einknicken (Überpronation), brauchen Sie eine Stütze auf der Innenseite, eine stabile Fersenkappe und eine eher gerade Leistenform. Normalfüßler und Überpronierer kommen häufig vor. Für sie gibt es ein großes Schuhsortiment.

Seltener wird über die Außenkante gelaufen (Supination). Das kann mit O-Beinen kombiniert sein. Ein Supinierer benötigt eine stabile Fersenkappe und entsprechend in der Mittelsohle eher außen eine Verstärkung, die die Belastung der Außenkante vermindert. Verdreht sich das Fußgelenk, werden auch Achillessehne, Unterschenkel, Knie und Hüfte schief belastet.

Regelmäßig neue Schuhe

Selbst der beste Schuh hält nicht ewig! Ein guter Laufschuh sollte mindestens 500, besser 1000 Kilometer aushalten. Schnelle, übergewichtige und Läuferinnen mit Fehlstellungen werden die Schuhe früher verschleißen. Letztlich ist Ihr Laufschuh ein Verbrauchsgegen-

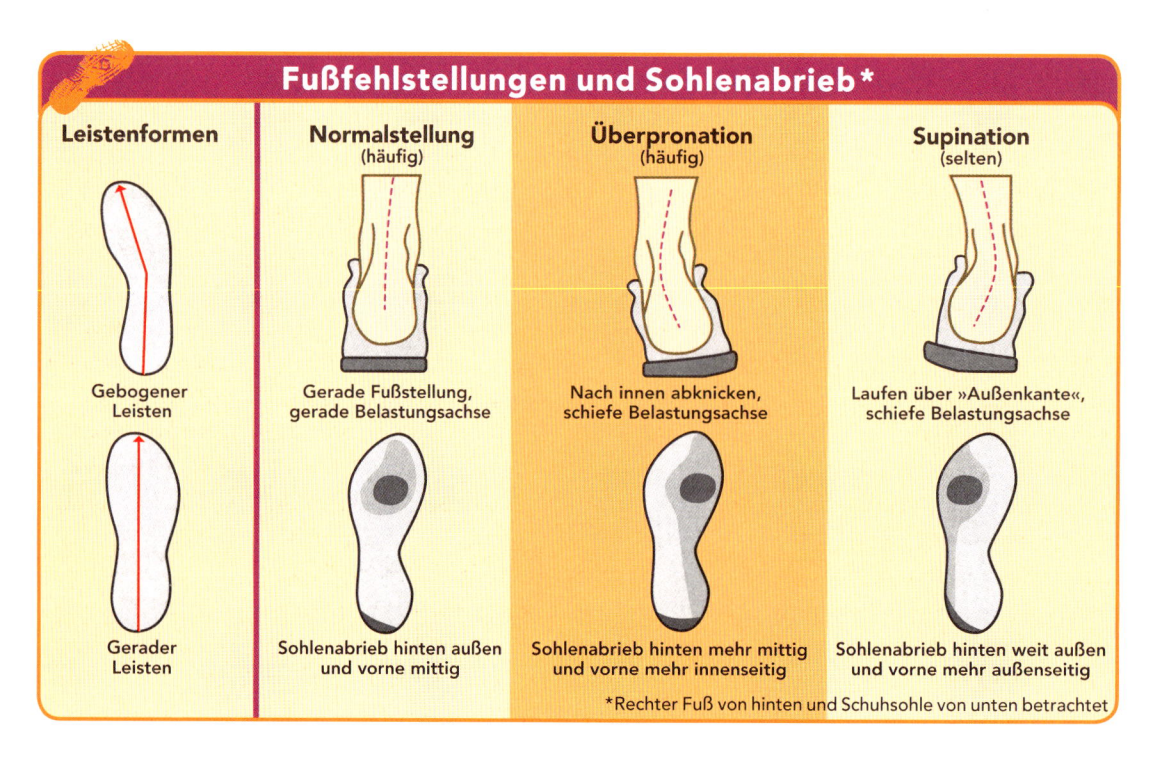

Fußfehlstellungen und Sohlenabrieb*

Leistenformen	Normalstellung (häufig)	Überpronation (häufig)	Supination (selten)
Gebogener Leisten	Gerade Fußstellung, gerade Belastungsachse	Nach innen abknicken, schiefe Belastungsachse	Laufen über »Außenkante«, schiefe Belastungsachse
Gerader Leisten	Sohlenabrieb hinten außen und vorne mittig	Sohlenabrieb hinten mehr mittig und vorne mehr innenseitig	Sohlenabrieb hinten weit außen und vorne mehr außenseitig

*Rechter Fuß von hinten und Schuhsohle von unten betrachtet

stand. Irgendwann ist die Mittelsohle völlig weich geworden, die Dämpfung hin – und der Schuh stützt nicht mehr.

Individuelle Einlagen

Bei extremen Fehlstellungen, Spreizfüßen oder Beinlängendifferenzen kommen zusätzlich Einlagen in Betracht. Sie unterstützen den Fuß beim Stützen und Führen der Abrollbewegung. Die stabilste Einlage nutzt aber wenig, wenn sie in einem zu weichen Schuh schwimmt. Versuchen Sie daher eine Überpronation zunächst über eine gute Schuhauswahl zu korrigieren. Erst wenn das nicht genügt, brauchen Sie zusätzlich Einlagen. So genannte Pelotten, kleine eingebaute Erhöhungen, verteilen die Druckverhältnisse im Fußquergewölbe bei Spreizfüßen. Beim Orthopädieschuhmacher bekommen Sie individuell nach Ihrem Fußbett angefertigte und zum Laufen geeignete Einlagen aus leichtem Kunststoff.

Schuhe wechseln

Zur Verminderung einseitiger orthopädischer Belastungen, aber auch für verschiedene Trainingszwecke sollten fortgeschrittene Läuferinnen abwechselnd unterschiedliche Laufschuhe von verschiedenen Marken tragen. Das ist zunächst zwar teurer, aber mehrere Paare, nebeneinander gelaufen, halten natürlich auch länger. Außerdem haben Sie nun Schuhe für unterschiedliche Gelände und Trainingseinheiten.

Einen mit starkem griffigem Profil für Waldboden, Matsch und Schnee, einen breiteren und besser gedämpften für Asphalt und einen dritten etwas leichteren Schuh gegebenenfalls für Tempoläufe und kurze Wettkämpfe. Den Marathon sollten Sie nicht in zu leichten Wettkampfschuhen laufen.

Funktionelle Laufbekleidung

Viele hören bei Schmuddelwetter oder im Herbst, wenn die kalte und dunkle Jahreszeit beginnt, mit dem Laufen auf. Was in monatelangem Training aufgebaut wurde, verpufft über den Winter. Im Frühjahr fängt man dann fast bei Null und mit Übergewicht wieder an. Das muss nicht sein. Sicher können Sie zunächst mit einem Trainingsanzug und T-Shirt beginnen, aber eine gute Funktionsbekleidung ermöglicht nicht nur ganzjähriges Training, sondern erhöht die Sicherheit, den Spaß und Komfort und verringert die Verletzungsanfälligkeit.

Passend für Bewegung und Wetter

Manche möchten zu Beginn mit weiter Kleidung vielleicht ihre Problemzone verbergen. Sie laufen in weiten Parkas oder flatternden Regenjacken oder modischen, aber unfunktionellen Pluderhosen, die den Bewegungsablauf behindern. Sie können die Arme nicht

»Es gibt kein schlechtes Wetter, sondern nur schlechte Bekleidung.« Diese Redensart trifft auch auf die Funktionskleidung für Läufer zu.

STEP 2 Die Laufausrüstung

Ganz ohne Schweiß geht es nicht. Bei hohen Temperaturen stellt Schwitzen den wichtigsten Mechanismus zur Kühlung der Körpertemperatur dar.

eng am Körper vorbeiführen, und die Hosenbeine schlabbern gegeneinander. Wer sich traut, wählt gleich etwas enger anliegende Tights, elastische Hosen, die einen sauberen Bewegungsablauf gewährleisten. Außerdem werden Sie durch Laufen ohnehin abnehmen.

Kleiden Sie sich für das Training auch nicht zu warm, denn spätestens nach zehn Minuten werden Sie eine höhere Betriebstemperatur erreichen. Auch bei Wettkämpfen wie Marathons ziehen sich viele Läuferinnen am Start zu warm an. Die Folge: Leistungseinbußen durch Wärmestau und unnötigen Schweißverlust oder die Jacken werden ausgezogen und um die Hüften gebunden, was den Laufstil behindert.

Funktionelle Sportbekleidung schützt den Körper vor Wind und Wetter und unterstützt die Temperaturregulation, unfunktionelle Bekleidung behindert all das.

Wettkampfkleidung

Bei Wärme tragen schnelle Läuferinnen im Rennen kurze ärmellose Trikots. Versuchen Sie, bei langen Läufen und im Marathon die Wetterentwicklung vorauszuplanen. Shirts und Trikots sollten unter den Armen nicht zu knapp geschnitten sein, sie scheuern sonst die Haut auf. Das Gleiche kann auch durch Salzkristalle zwischen den Oberschenkeln, vor allem bei heißem Wetter, wenn man viel schwitzt, passieren. Zur Vermeidung unliebsamer Überraschungen sollte neue Kleidung vor einem Wettkampf immer gut getestet und eingelaufen sein, und Vaseline verhindert das Schlimmste an möglichen Reibstellen.

Baumwolle ungeeignet

Zur unfunktionellen Bekleidung zählt die Baumwolle, das typische Material für T-Shirts, Unterwäsche und schlechte Jogginganzüge. Die Baumwollfaser nimmt bis zu 40 Prozent ihres Eigengewichts an Wasser auf. Konsequenz: Das Shirt wird durch Schwitzen immer schwerer und klebt unangenehm auf der Haut. Baumwolle trocknet während des Laufens nicht mehr und behindert durch die aufgequollenen Fasern die Belüftung der Haut und damit die Schweißverdampfung. Der Kühlungseffekt ist während des Laufs kaum mehr vorhanden, man steht hinterher nass herum, kann sich erkälten und die Muskulatur verkühlen.

Funktionelle Laufbekleidung

Schweißtransportierende Fasern

Moderne Funktionsbekleidung muss, um Schweiß nach außen zu befördern, direkt auf der Haut getragen werden. Das Material selbst sollte durchleiten, aber möglichst wenig Feuchtigkeit aufnehmen. Um eine Schweißverdampfung zu ermöglichen, ist ein schneller Feuchtigkeitstransport nach außen unerlässlich. Meist sind diese Textilien aus leichten Polyestergeweben wie Tactel, Coolmax oder Biomesh, die nur wenige Prozent ihres Eigengewichts an Wasser aufnehmen. Sie haben einen angenehmen textilen Tragekomfort. Materialien wie Softsensor, ein superweiches und leichtes Funktionsfleece, eignen sich für alle Outdooraktivitäten, besonders in der Übergangszeit. Diese Synthetikfasern trocknen nach einer Wäsche auch schneller als Baumwolle.

Auch bei Regen laufen

Für Regenwetter und Winterkälte empfiehlt sich so genannte doppelflächige Maschenware wie z. B. Textilien aus Dry II. Dabei werden zwei verschiedene Fasern so miteinander verwoben, dass ein Gewebe mit zwei unterschiedlichen Schichten und Eigenschaften entsteht. Die Innenseite zur Haut hin besteht aus einer hydrophoben, die Feuchtigkeit wegleitenden Faser, die Außenseite ist hydrophil, also feuchtigkeitsanziehend wie ein Löschblatt. Dadurch wird der Schweiß von innen in die äußere Schicht verlagert, und dort zur Verdampfung großflächig verteilt. Innen bleibt ähnlich wie bei Daunenfedern der Gänse ein warmer Luftfilm auf der Haut. Das funktioniert auch bei Regen. Aus diesen Materialien gibt es Funktionsunterwäsche, Slips, BHs, Handschuhe, Mützen und Stirnbänder. Bei Baumwollunterwäsche bleibt die Feuchte auf der Haut.

Billige einlagige Textilien vom Discounter erreichen deren Schweißtransporteigenschaften nicht.

Sport-BH

Im Fachgeschäft sollten Sie spezielle Sport-BHs ausprobieren. Längst gibt es für Läuferinnen gut stützende Modelle mit breiten, stufenlos verstellbaren und am Rücken gekreuzten Trägern für bequemen Sitz und guten Halt. Die Körbchen sollten vorgeformt und aus unelastischem Material sein. Der BH sollte einen breiten Bund aus Mikrofaser aufweisen. Das stützt besser, der Brustgurt Ihres Pulsmessers hält gut darunter und verrutscht nicht.

Jacken und Westen

Für die Übergangszeit sind Jacken oder Westen aus Mikrofaser ideal. Sie sind zwar nicht vollkommen wasserdicht, aber atmungsaktiv. Eine wasserdichte Jacke aus Plastik würde von innen mit Schweiß beschlagen. Durch die Mikrofaserstruktur der Funktions-

---

Socken sollten ebenfalls aus elastischen Synthetikfasern wie Polyester mit gutem Sitz sein. Es gibt fußanatomisch optimal angepasste Modelle mit speziellem Zuschnitt für den linken und rechten Fuß. Socken vermindern die Reibung im Schuh und wärmen die Achillessehnen. Sie sollten keine Falten werfen, um Blasen zu verhindern. Im Winter dürfen die Socken länger und dicker sein.

STEP 2 Die Laufausrüstung

jacken wird aber die Feuchtigkeit von innen nach außen durchgelassen. Die besten Jacken sind modisch schick, leicht, extrem geschmeidig und geräuscharm. Für richtiges Schmuddelwetter, Dauerregen und kalten Wind wurden spezielle Jacken mit einer zwischen dem Ober- und Unterstoff eingearbeiteten Membran wie Sympatex entwickelt. Sie sind winddicht, schützen vor Wärmeverlust bei optimaler Wasserdampfdurchlässigkeit. Die mikrofeinen Wasserdampfmoleküle des Schweißes werden von innen durchgelassen, aber Regentropfen nicht. Verschweißte Nähte sorgen für weitere Wind- und Wasserdichtigkeit. Wählen Sie bunte oder helle Jacken und Westen mit Reflektoren für den Straßenverkehr und für Laufen bei Dunkelheit.

Die Anzeige zum Kalorien- oder sogar zum Anteil der Fettverbrennung bei Herzfrequenzmessern ist nicht sehr genau, aber eine motivierende Spielerei. Profimodelle für Technikfreaks können Daten speichern, die man zur Auswertung und zum Vergleich mit entsprechender Software direkt in den Computer einlesen kann.

Zwiebelschalenprinzip

Optimale Sportbekleidung richtet sich nach Witterung und persönlichem Empfinden. Je nach Wetter werden eine bis drei Kleidungsschichten wie Zwiebelschalen übereinander angezogen. Während im Sommer ein T-Shirt mit kurzer Hose reicht, können im Winter drei Schichten zusammenkommen:
▸ Die innerste Schicht auf der Haut für Mikroklima, Tragekomfort und Schweißtransport
▸ Die mittlere Schicht für Temperaturkontrolle und Wärmeisolation
▸ Die äußere Schicht für Wind- und Wetterschutz mit optimaler Wasserdampfdurchlässigkeit

Pulsmesser, Baby Jogger & Co.

Herzfrequenzmesser

Mit modernen Herzfrequenzmessern nach EKG-Methode können Sie während des Trainings Ihre Belastung messen und steuern. Sie bestehen aus einem elastischen, in der Weite verstellbaren Gurt mit Sender, der unter der Brust auf der Haut getragen wird, und einer Empfängeruhr am Handgelenk. Auf dem Display können Sie beim Dauerlauf Ihre Herzfrequenz in Schlägen pro Minute ablesen. Die einfachsten Geräte kosten nicht viel und sind eine sinnvolle Anschaffung. Man kann eine Pulsober- und Untergrenze einstellen, vor deren Überschreitung ein Alarmsignal warnt. Angaben, wie lange Sie in verschiedenen Bereichen trainiert haben, Durchschnittspuls, Trainingsdauer oder höchster Puls beim Training

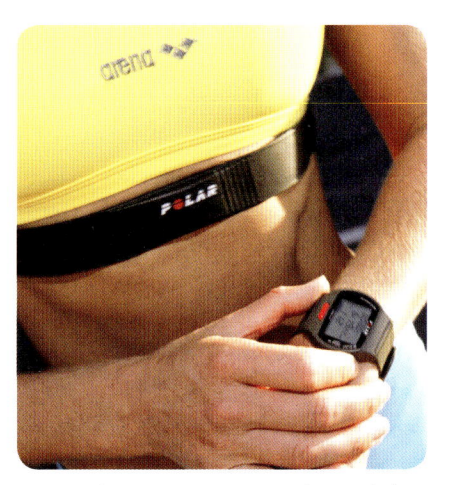

Ein Herzfrequenzmesser ist sehr nützlich für die effektive Trainingssteuerung.

Pulsmesser, Baby Jogger & Co.

und Anzeigenbeleuchtung sind sehr praktisch.

Wer Marathon laufen möchte, muss schon im Training mit einer Stoppuhr umgehen können und nach Zwischenzeiten laufen lernen. Sie kann sinnvollerweise im Herzfrequenzmesser integriert sein. Man kann sie zum Messen der Trainingsdauer oder zum Stoppen eines Kilometers auf einer vermessenen Strecke benutzen. So lässt sich überprüfen, welches Tempo man eigentlich gerade läuft.

Trinkgurt, Stirnlampe und Aqua Jogger

Trinkgurte sind für lange Wettkämpfe oder Trainingsläufe bei Hitze praktisch. Es gibt sie in verschiedenen Varianten: mit großer Radfahrerflasche oder mit mehreren kleinen Fläschchen. Vorteil der Minitrinkflaschen: Sie können sich für einen Marathon unterschiedliche Mischungen für die Anfangs- oder Endphase des Rennens abfüllen oder Konzentrate mitnehmen, die Sie unterwegs mit Wasser verdünnen.

Stirnlampen sind bei Dunkelheit nützlich, um zu sehen und gesehen zu werden.

Der Aqua Jogger ist eine Auftriebshilfe aus geschäumtem Kunststoff, die als Weste oder Gurt um die Hüfte geschnürt wird. Bei Verletzungen oder als Alternativtraining läuft man damit frei hängend im Pool gegen den Wasserwiderstand. Das ist orthopädisch schonend und ein prima Training der Kraftausdauer.

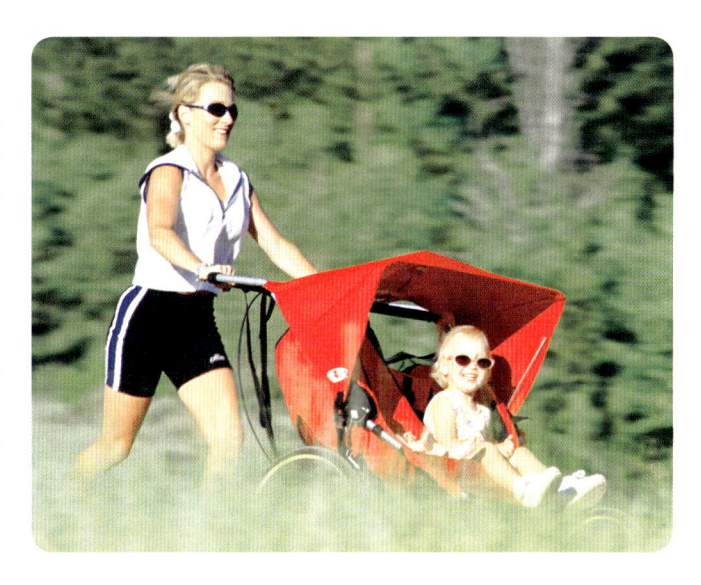

Baby Jogger – Laufen mit Nachwuchs

Ein geländegängiger Laufkinderwagen oder Baby Jogger ist ideal für Läuferinnen mit Nachwuchs. Die besten Modelle sind zusammenklappbar, aus leichtem Alurahmen und mit extra großen, leichtlaufenden Rädern für Waldwege. Es gibt sie auch als Zweisitzer. Stressgeplagte Eltern finden Zeit für ihr Fitnessprogramm, weil der Nachwuchs beaufsichtigt dabei sein kann.

Ab etwa fünf Monaten ist das Baby bis zum Kleinkindalter von vier Jahren im Sicherheitsgurt beim Jogging bequem mit dabei. Durch die Liegesitzposition haben Sie gleichzeitig ein Bett, was längere Läufe mit dem Nachwuchs zusätzlich erleichtert. Man schiebt den Kinderwagen mit einem Arm vor sich her, was den Laufstil natürlich ein wenig behindert.

Baby Jogger machen Laufen auch mit kleinen Kindern zum sicheren Vergnügen.

Trinkgurte mit Minitrinkflaschen sind beim Laufen bequemer als solche mit großer Flasche zu tragen.

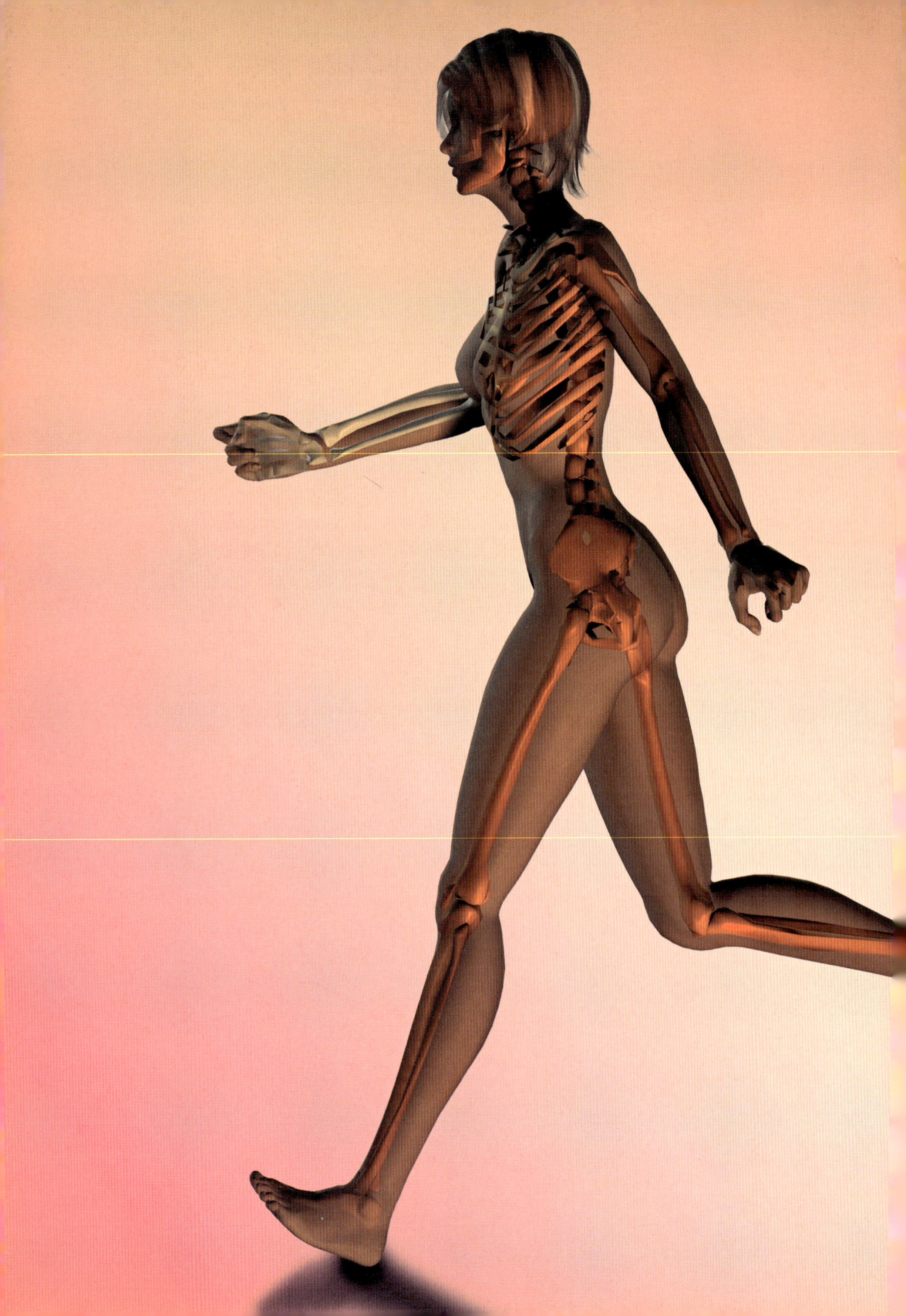

STEP 3

Trainings-
steuerung

Wer planlos nur drauflosrennt, trainiert ineffizient. Um die Pläne in diesem Buch zu verstehen, sollten Sie die theoretischen Grundlagen, Gesetzmäßigkeiten und Methoden der Trainingssteuerung kennen. Sie sind dann auf dem besten Weg, Ihre eigene Trainerin zu werden.

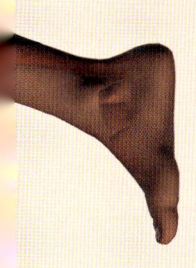

STEP 3 Trainingssteuerung

Effektiv laufen nach Plan

Lauftraining ist immer ein Maßnahmenbündel. Durch optimale Planung kann man die mobilisierbaren Reserven nahe an die Grenze der individuellen absoluten Leistungsfähigkeit heben.

Energiestoffwechsel

Unser Körper kann je nach Beanspruchung verschiedene Energiequellen einsetzen. Im Marathon hängt die Leistung vom Kohlenhydrat- und Fettstoffwechsel ab, die bei verschiedenen Geschwindigkeiten trainiert werden müssen. Wer das nicht beachtet, bereitet sich nicht optimal vor.

Die Kenntnis des Trainingspulses oder der Geschwindigkeit am rot-grünen Übergangsbereich, der so genannten anaeroben Schwelle, ist für eine sinnvolle Trainingsplanung entscheidend.

Superbenzin und Dieselkraftstoff

Kohlenhydrate, als Glykogen in der Muskulatur gespeichert, sind wie Superbenzin für mittlere und hohe Intensitäten. Eine optimal trainierte Marathonläuferin könnte mit Kohlenhydraten allein allerdings nur maximal 90 Minuten laufen. Um 42 Kilometer zu schaffen, braucht sie noch eine zweite Spritquelle. Fett ist eher wie Dieselkraftstoff, ein leichter, aber riesiger Energiespeicher, der je nach Körperfettanteil für 15 und mehr Marathons reichen würde. Fett kann als Dauerbrennstoff anders als Kohlenhydrate aber nur bei geringen bis mittleren Intensitäten eingesetzt werden. Pro eingesetztem Sauerstoff liefern Kohlenhydrate nämlich rund fünf Prozent mehr Energie als Fette. Deshalb muss der Körper, wenn die Atmung an ihre Grenzen stößt, vermehrt Kohlenhydrate einsetzen, während die Fettverbrennung aufhört. Solange Sie mit Sauerstoffüberschuss (aerob) laufen und sich mühelos unterhalten können, sind Sie im grünen Bereich. Wer im Training chronisch zu schnell läuft, trainiert den Fettstoffwechsel gar nicht.

Laktat und anaerobe Schwelle

Es ist auch möglich, ohne Sauerstoff (anaerob) aus Kohlenhydraten kurzfristig schnelle Energie, beispielsweise für einen kurzen Endspurt, freizusetzen. Dabei entsteht als Zwischenprodukt Milchsäure bzw. Laktat. Sie laufen nun im roten Bereich. Eine hohe Milchsäureanhäufung führt aber nach kurzer Zeit zum Leistungsein- oder -abbruch. Marathonläufer müssen während des Rennens im grünen Bereich bleiben. Auch bei Weltklasseläufern liegt der

Laktatwert deutlich unterhalb von vier Millimol pro Liter Blut, der biochemischen Maßeinheit hierfür. Das bedeutet, dass im Marathontraining fast ausschließlich im grünen Bereich gelaufen werden sollte. Harte anaerobe Tempoläufe sind im Gegensatz zum 800 bis 5000 Meter Training nur Nebensache.

Fettverbrennung bei langsamem Lauf

Kohlenhydrat- und Fettverbrennung laufen geschwindigkeitsabhängig in unterschiedlichen Mischungsverhältnissen nebeneinander ab. Je schneller Sie laufen, desto geringer ist der prozentuale Anteil der Fettverbrennung. Beim Marathonlauf werden bei gut Trainierten immerhin bis zu zwei Drittel der Energiemenge aus dem Fettabbau gedeckt. Ein Fettstoffwechseltraining geschieht insbesondere bei längeren ruhigen Dauerläufen. Bei einer starken muskulären Übersäuerung wird der Fettabbau dagegen vollends gehemmt. Wer also um schneller zu werden im Marathontraining immer schnell läuft, begeht einen Fehler.

Der Mann mit dem Hammer

Typische Fehler im Marathontraining sind zu hohes Lauftempo, zu wenig Gesamtkilometer und zu wenig und zu schnell absolvierte lange Läufe. In der zweiten Hälfte des Marathons wartet unbarmherzig der Mann mit dem Hammer auf diese falsch vorbereiteten Abenteurer. Auch zu schnell losstürmende oder auf eine zu flotte, unrealistische Zeit rennende Marathonläufer verbrauchen vorzeitig im Rennen ihr Superbenzin. Um Kilometer 30 geht der Glykogenvorrat aus, man läuft in die Stoffwechselmauer. Das Tempo wird schlagartig langsamer, die Atmung schneller, da die Fettverbrennung mehr Sauerstoff benötigt. Die Beine schmerzen, es kann zu Seitenstechen kommen. In der Endphase eines Marathons werden bei Kohlenhydratmangel zudem rund fünf bis zehn Prozent der Energie auch aus Aminosäuren, den Bausteinen für Eiweiße, gewonnen. Ein gut trainierter Fettstoffwechsel und eine Kohlenhydrataufnahme während des Laufs schützen nicht nur vor Leistungseinbruch, sondern somit indirekt auch die Muskulatur, Immunsystem und Blutproteine.

Biologische Grundlagen

Trainingsreiz und Anpassung

Unser Bewegungsapparat und Stoffwechsel benötigen zu ihrer Erhaltung oder Verbesserung einen entsprechenden Stimulus oder Trainingsreiz. Wer leistungsfähiger werden möchte, muss seinen Körper neuen, erhöhten und schwierigeren Trainingsreizen aussetzen, die sinnvoll zum Trainingsziel passen. Training besteht also aus stetig ansteigender Belastung und Entlastung biologischer Systeme, die auf

Wer übergewichtig ist, verbrennt zwar auch beim schnellen Laufen Kalorien, aber es ist orthopädisch schonender, das Fett bei langsameren und dafür längeren Läufen abzutrainieren!

STEP 3 Trainingssteuerung

Superkompensationsschema

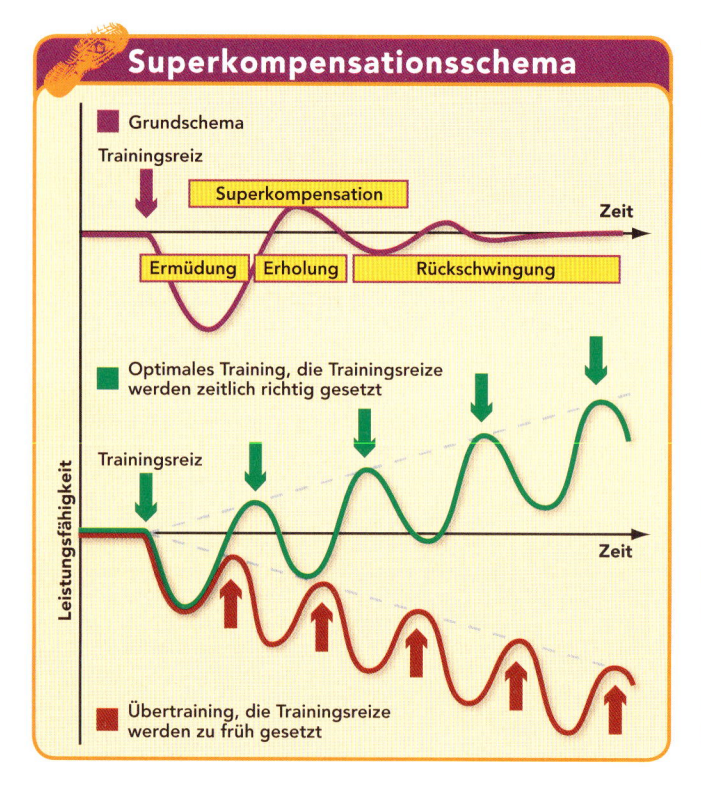

- Grundschema
- Trainingsreiz
- Superkompensation
- Ermüdung | Erholung | Rückschwingung
- Optimales Training, die Trainingsreize werden zeitlich richtig gesetzt
- Trainingsreiz
- Leistungsfähigkeit
- Zeit
- Übertraining, die Trainingsreize werden zu früh gesetzt

Die Effizienz und somit die Qualität des Trainings hängt nicht nur von der Intensität, Dauer und Häufigkeit eines Trainingsreizes ab, sondern auch von der Art und dem zeitlichen Umfang der Regeneration vorher und nachher.

den Trainingsreiz mit einer Anpassung und Verbesserung von Funktionen und Strukturen auf zellulärer Ebene reagieren. Jede Belastung muss unbedingt in einen ausreichenden Erholungsprozess eingebettet sein, denn die Veränderungen brauchen Zeit.

Adaptation oder Superkompensation

Das Modell der biologischen Anpassung – Adaptation oder Superkompensation – beschreibt die zeitliche Abfolge der Reizantwort des Körpers auf den Trainingsreiz. Dieser muss überschwellig sein, um beim betreffenden System eine Alarmreaktion auszulösen. Das kann eine Erschöpfung von Energiereserven, Verbrauch von Enzymen und Zerstörung von Strukturen wie Muskelfasern und Zellmembranen sein. Ein starker Muskelkater ist ein Zeichen eines zu hohen Trainingsreizes, einer totalen Überforderung. Die Reparatur dieser so genannten Mikrotraumen dauert dadurch unnötig lange. Der Körper wird in der folgenden Erholungsphase die beanspruchten Systeme über das ursprüngliche, vor dem Trainingsreiz vorhandene Leistungsvermögen verbessern. Diese Anpassung auf erhöhtem Niveau heißt auch Superkompensation.

Unterforderung und Übertraining

Je besser der Trainingszustand, die so genannte Grundlagenausdauer eines Athleten ist, desto schneller wird er selbst intensive Reize wegstecken können. War der Reiz zu selten oder unterschwellig, also zu schwach, reagiert der Körper möglicherweise sogar mit Formrückgang. Leichte Trainingsreize sind aber zwischen harten Trainingstagen und in der letzten Woche vor einem Wettkampf als Erhaltungstraining absolut sinnvoll. Übertraining entsteht, wenn zu harte Reize zu schnell aufeinander folgen. Der Körper kommt mit Reparatur und Anpassung nicht nach. Wenn Ihre Muskulatur schmerzt oder stark verspannt ist, sollten Sie keine Tempoläufe machen. Die Folge eines

Übertrainings sind Trainingsunlust, erhöhter morgendlicher Ruhepuls, Stagnation oder Formrückgang und sogar Verletzungen und Infekte.

Trainingsfortschritt durch Erholung

Die Qualität des Trainings wird durch die Intensität, also das Tempo bzw. den Anstrengungsgrad, die Zahl der Einheiten pro Woche und die Dauer des Laufs bestimmt. Jedes Training ist aber nur so gut, wie es vor- und nachbereitet wird. Das Geheimnis einer optimalen Trainingsgestaltung hängt also entscheidend von dem Verhältnis von Belastung und Regeneration ab. Das wird meist falsch verstanden und die Regeneration nicht richtig ernst genommen, beispielsweise an Erholungstagen zu schnell gelaufen. Um es deutlich zu sagen: Der eigentliche Trainingsfortschritt geschieht nicht etwa beim Trainingslauf, sondern erst in der Erholungsphase hinterher.

One day hard, one day easy

Häufig wird der Marathontraum bereits im Vorfeld durch Überziehen und Verletzungen gefährdet oder zerstört. Ein ausgeruhtes System ist viel empfänglicher für neue Trainingsreize. Die längste Erholungszeit benötigt der passive Bewegungsapparat. Gut durchblutete Muskeln passen sich viel schneller an als Sehnen, Knorpel, Gelenke und Knochen. Zieht ein starker Muskel an einer zu schwachen Sehne, kann sich die Ansatzstelle am Knochen entzünden. Man muss also im Trainingsprozess unbedingt auf das langsamste Glied der Kette warten. Eine der einfachsten Trainingsregeln lautet: »One day hard, one day easy«. Nach hartem Training sollte die nächste Einheit ganz langsam sein, und nach zwei bis drei Wochen Trainingssteigerung sollten Sie eine ruhige Zwischenwoche einschieben. Nach harten Wettkämpfen sollten Sie mindestens die halbe Zahl an Tagen kein Tempo laufen, wie der Wettkampf in Kilometern lang war. Nach einem Zehn-Kilometer-Lauf ist also für wenigstens fünf Tage nur Jogging angesagt, nach einem Marathon sollten Sie für zwei bis drei Wochen nur wenig laufen.

Ausdauer- und Krafttraining

Unter den teils angeborenen, teils trainierbaren konditionellen Fähigkeiten Ausdauer, Kraft, Schnelligkeit, Beweglichkeit und Koordination steht das Ausdauertraining für Fitness- oder Marathonläufer natürlich im Vordergrund. Unter Ausdauer versteht man die »Widerstandsfähigkeit gegenüber Ermüdung«, also eine optimale Belastungsintensität über einen möglichst langen Zeitraum aufrechterhalten zu können. Neben psychischen Faktoren sind insbesondere die Anpassungen beim Energiestoffwechsel und den sauerstofftransportierenden Systemen also Lunge, Herz und Kreislauf entschei-

Typische Situation: Frauen, die in einer Gruppe mit Männern oder Partnern trainieren, die für sie aber eigentlich zu schnell laufen, sind permanent überfordert und betreiben für sich eher Raubbau.

STEP 3 Trainingssteuerung

dend. Kraft, die Fähigkeit des Muskels, Widerstände zu überwinden, ihnen entgegenzuwirken oder sie zu halten, spielt als Kraftausdauer für Läufer beim Berg-, Hindernis- oder Crosslauf eine wichtige Rolle. Läuferinnen sollten unbedingt die Rumpfmuskulatur kräftigen, was sie meist vernachlässigen.

Schnelligkeit, Beweglichkeit, Koordination

Die Schnelligkeit beruht im Wesentlichen auf Kraftzuwachs, Verbesserung der schnellen anaeroben Energiesysteme und der Koordination des Nerven-Muskel-Zusammenspiels. Schnelligkeitstraining durch Sprints oder Krafttraining wäre aber das falsche Mittel, um über zehn Kilometer oder im Marathon schneller zu werden. Die Beweglichkeit ist Voraussetzung für gute Koordination, effizienten Laufstil und senkt die Verletzungsanfälligkeit. Ihr Abbau kann auch im Alter durch Dehnungsübungen aufgehalten werden. Koordination und Bewegungsgeschicklichkeit können durch eine so genannte Laufschule verbessert werden (siehe auch Seite 101ff.).

Wichtige Trainingsprinzipien

Unter Training versteht man die Gesamtheit aller Maßnahmen zur Steigerung oder Erhaltung der sportlichen Leistungsfähigkeit. Einer sinnvollen Trainingsgestaltung liegen bestimmte Trainingsprinzipien zugrunde, die sich auf biologische Gesetzmäßigkeiten zurückführen lassen. Training muss:

▶ Nach erfolgter Trainingsanpassung allmählich gesteigert werden
▶ Nicht monoton, sondern mit sinnvollen Trainingsmitteln variabel gestaltet werden
▶ In einen Prozess von Belastung und Erholung eingebettet sein
▶ Bis zur nächsten Steigerungsstufe mehrfach wiederholt werden
▶ Möglichst über Jahre kontinuierlich sein
▶ In Vorbereitungs-, Wettkampf- und erholsame Übergangsperioden aufgeteilt werden
▶ Dem Alter und genetisch bedingtem Talent individuell angepasst sein
▶ Sich vom Grundlagentraining in Richtung wettkampfbezogener Methoden zunehmend spezialisieren

Trainingskontrolle

Wie können Sie die richtige Belastung für Training oder Wettkampf ermitteln und kontrollieren? Die meisten Männer, aber auch nicht wenige Frauen laufen im Training zu schnell. Nach unseren eigenen umfangreichen, jahrelangen Messungen sind das rund 75 Prozent aller Läufer! Manche Frauen möchten dagegen nicht schnell laufen, weil sie die so genannte Fettverbrennungs- oder auch Plauderzone nicht verlassen wollen. Dabei wäre nicht nur für Wettkampfläuferinnen eine gelegentliche Tempospritze leis-

Die Qualität eines Trainings ist ein sehr komplexer Prozess und keineswegs mit erhöhter Intensität gleichzusetzen.

tungsfördernd. Die richtige individuelle Belastung und der derzeitige Leistungsstand lassen sich aus Trainings- und Wettkampfresultaten oder über Tests mit Herzfrequenz- und Laktatmessung ermitteln. Eine Normierung des Trainings und der Pläne nach Geschwindigkeit und Puls ist der erfolgversprechendste Weg.

Training nach Körpersignalen

Sie können Training mit technischen Hilfsmitteln steuern, aber auch lernen, die Signale Ihres Körpers richtig einzuschätzen. Dabei tragen die Hilfsmittel Herzfrequenz- und Laktatmessung dazu bei, das richtige Körpergefühl zu erlernen. Die anaerobe Schwelle ist weit überschritten, wo stilistisch locker flottes Laufen in verkrampftes Rennen mit überschlagender hastiger Atmung und rotem Kopf übergeht. Immer wenn Sie außer Atem sind, sich nicht locker unterhalten können, befinden Sie sich im roten Bereich.

Natürlich kann man auch zu langsam trainieren. Sie könnten statt zu joggen auch nur einen gemütlichen Spaziergang machen, sich prima unterhalten und lächeln. Ein Weg, die richtige mittlere Belastung zu finden, wäre, Ihr Lauftempo langsam so zu steigern, bis die Atmung deutlich spürbar wird. Sie befinden sich nun im Bereich der anaeroben Schwelle. Die richtige Belastung im grünen Bereich wäre dann rund 15 Herzschläge pro Minute niedriger.

Training nach Herzfrequenzmessung

Am einfachsten ist die Belastungssteuerung nach Herzfrequenzmessung. Wenn Sie im Training oder nach einem Wettkampf stehen bleiben und sofort die Hand aufs Herz legen oder die Pulsadern am Handgelenk ertasten und für 10 Sekunden konzentriert die bereits langsamer werdenden Schläge zählen und dann mit 6 multiplizieren, kommen Sie auf die Zahl der Schläge pro Minute. Der mit der Hand gemessene Puls ist zwar etwas zu niedrig, der Wert reicht aber aus, um die Größenordnung der Belastung einzustufen. Genauer und bequemer geht das mit Herzfrequenzmessern. Die kontinuierliche Pulsanzeige gestattet es, das Training innerhalb bestimmter Pulsgrenzen zu gestalten und daher die Belastung viel genauer zu dosieren. Voraussetzungen sind ein einwandfrei funktionierendes Gerät und der richtige Umgang mit der Pulsuhr.

Belastungs- und Erholungspuls

Im Training erzielen Sie eine optimale mittlere Belastung zunächst nach der simplen Formel »Trainingspulsfrequenz ist 180 minus Ihr Lebensalter plus/minus 10 Schläge«. Eine 35-jährige Frau sollte also zwischen 135 und 155 Schlägen pro Minute laufen. Das Ergebnis dieser einfachen Formel trifft zwar auf die meisten gut zu, sollte

---

Es gibt einige ganz einfache Merksätze, um im Grundlagentraining nicht zu überziehen:
▶ Laufen ohne Schnaufen
▶ Reden ist Gold, Schweigen ist Silber
▶ Lächeln statt Hecheln

STEP 3 Trainingssteuerung

Ein im Lauftraining über Monate abnehmender morgendlicher Ruhepuls, der morgens im Bett vor dem Aufstehen gemessen wird, ist ein Zeichen für ein größer und leistungsfähiger gewordenes Herz. Gut trainierte Ausdauersportlerinnen haben 50 bis 40 Schläge pro Minute und darunter.

aber unbedingt durch einen Maximalpuls- oder Laktattest überprüft werden. Bei Hitze, Gegenwind, bergan, in dünner Höhenluft oder auf Sand und Schnee laufen Sie beim gleichen Puls natürlich im Tempo etwas langsamer. Nach einer standardisierten Belastung, z. B. einem gleichmäßigen Tempolauf auf derselben flachen Strecke und ähnlicher Witterung, können Sie auch den Erholungspuls ermitteln. Sie notieren den Belastungspuls am Ende und die Werte nach einer, zwei und drei Minuten. Je schneller die Herzfrequenz runter geht, desto besser ist Ihre Form.

Die maximale Herzfrequenz

Ihre individuelle maximale Herzfrequenz ist die höchstmögliche Schlagzahl Ihres Herzens, die Sie bei voller Belastung überhaupt erreichen können. Sie können sie grob abschätzen:
▸ 220 minus Ihr Lebensalter = maximale Herzfrequenz (Beispiel: 220 – 35 Jahre = 185)

Viel besser ist es, sie mit dem Herzfrequenzmesser selbst zu überprüfen. Dazu ist aber eine volle Belastung nötig, z. B. im Fünf- oder Zehn-Kilometer-Wettkampf beim Endspurt, beim Intervalltraining mit einem Schlusssprint oder bei einem harten Tempolauf bergan. Natürlich müssen Sie dafür hochmotiviert, kerngesund, unverletzt und warmgelaufen sein.

Die maximale Herzfrequenz sinkt durchschnittlich einen Schlag pro Lebensjahr. Ihre Höhe ist weitgehend genetisch bedingt. Ein höherer Wert ist kein Zeichen besserer Leistungsfähigkeit. Man findet auch unter Weltklasseläufern Niedrig- oder Hochpulser. Sie ist durch Training nicht änderbar. Die maximale Herzfrequenz ist ein wichtiger Ausgangswert, um Trainingszonen individueller und genauer als aus den genannten Formeln zu bestimmen.

Puls für Training und Wettkampf

Wenn Sie Ihre maximale Herzfrequenz als 100 Prozent setzen, beträgt der Puls an der anaeroben Schwelle um 90 Prozent, bei fortgeschrittenen Läufern auch darüber, bei Einsteigern zunächst eher etwas niedriger. Unterhalb bis 80 Prozent liegt der flotte Tempodauerlauf oder die Belastung bei einem längeren Berglauf. Das maximal mögliche Marathontempo liegt bei Fortgeschrittenen um 86 Prozent. Der normale, ruhige Dauerlauf, bei dem die meisten Trainingskilometer zurückgelegt werden sollten, liegt zwischen 70 und 80 und regeneratives Jogging unter 70 Prozent.

Im roten Bereich oberhalb der anaeroben Schwelle ist es schwerer, nach Puls zu steuern. Die Pulskurve flacht hier mehr oder weniger ab, wodurch das Verfahren ungenauer wird. Auch steigt die Herzfrequenz über Minuten nur langsam in diesen hohen Bereich an, sodass man keine sofortige Kontrolle im Wettkampf hat. Hier ist eine Steuerung über Zwischenzeiten besser.

Leistungsdiagnostik

Zur genaueren Bestimmung Ihrer Trainingszonen wird in einem sportmedizinischen Institut zur Leistungsdiagnostik eine stufenweise ansteigende Belastung auf dem Laufband durchgeführt. Zum Ausgleich des fehlenden Luftwiderstands wird eine leichte Steigung von 1 bis 2 Prozent eingestellt. Die Belastung beginnt – je nach Leistungsfähigkeit – meist mit 6 oder 8 km/h. Eine Belastungsstufe dauert drei Minuten. So lange braucht der Körper, um einen neuen Gleichgewichtszustand in der Herz-Kreislauf-Regulation und im Stoffwechsel einzustellen. Dann wird die Geschwindigkeit um 2 km/h gesteigert.

Die Laufbandbelastung wird bei Gesunden bis zur subjektiven Erschöpfung gesteigert, d. h. bis Sie nicht mehr weiterlaufen können.

Maximale Sauerstoffaufnahme

Steht die Beurteilung der Leistungsfähigkeit im Vordergrund, erfolgt die Laufbanduntersuchung meist als Spiroergometrie. Hierzu trägt man eine Atemmaske, die bei modernen Geräten über ein leichtes Schlauchsystem mit einer computergestützten Auswerteinheit verbunden ist. Während der Laufbelastung analysiert das System kontinuierlich die Ausatemluft und ermittelt die Sauerstoffaufnahme, die Kohlendioxidabgabe sowie das Atemminutenvolumen. So lässt sich die maximale Sauerstoffaufnahme VO_2max bestimmen und mit Hilfe des Verhältnisses aus Kohlendioxidabgabe und Sauerstoffaufnahme (respiratorischer Quotient) der Stoffwechsel, z. B. der Fettverbrennungsanteil, beurteilen.

Ausdauergrenze

Ein wichtiger Wert zur Beurteilung der Ausdauerleistungsfähigkeit ist die maximale Geschwindigkeit, bei der sich während einer Ausdauerbelastung gerade noch ein Gleichgewichtszustand in den Anpassungsreaktionen einstellen kann. Diese Geschwindigkeit wird deshalb auch als Ausdauergrenze bezeichnet. Bei optimaler Vorbereitung kann das auch die höchste Geschwindigkeit sein, mit der ein Marathonlauf möglich wäre. Eine Freizeit- oder Hobbyläuferin wird für ihre Marathonpremiere aber auf jeden Fall eine etwas geringere Geschwindigkeit wählen.

Bestimmung der Laktatschwelle

Die Ausdauergrenze wird meist mit Hilfe einer Laktatschwelle ermittelt. Laktat (Milchsäure) entsteht beim anaeroben Energiegewinn aus Glukose, also ohne Verbrauch von Sauerstoff. Es wird ständig eine kleine Menge gebildet und wieder abgebaut.

Auch unter Ruhebedingungen wird im Blut eine Laktatkonzentration von ca. 0,5 bis 2 Millimol pro Liter (mmol/l) ge-

Soll die Laufbandbelastung gleichzeitig als Gesundheitsuntersuchung mit EKG-Ableitung und Blutdruckmessungen genutzt werden, wird das Laufband nach jeder Belastungsstufe für 30 Sekunden angehalten.

STEP 3 Trainingssteuerung

Beispiel – Laktatleistungskurve

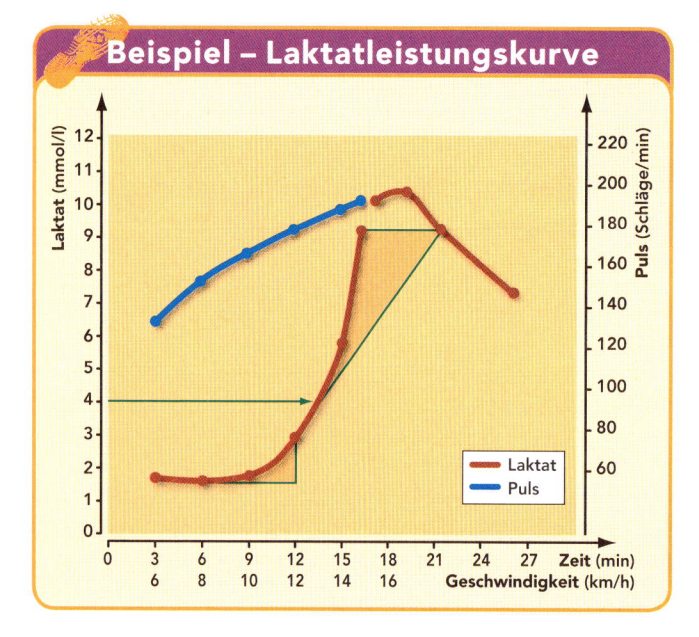

Die Grafik zeigt die Laktatleistungskurve einer 33-jährigen, gut ausdauertrainierten Freizeitsportlerin (Erläuterungen siehe Text).

messen. Bei ruhiger Ausdauerbelastung wird etwas mehr Laktat gebildet. Der Laktatwert bleibt aber deutlich unter 4 mmol/l. Bei Belastung mit der Geschwindigkeit an der Ausdauergrenze kann sich im Blut gerade noch ein Gleichgewicht in der Laktatkonzentration einstellen, das so genannte maximale Laktat-steady-state. Bei noch höherer Geschwindigkeit wird deutlich mehr Energie gebraucht, als mit dem aeroben Stoffwechsel bereitgestellt werden kann. Deshalb wird vermehrt Laktat gebildet, es kommt zu einer Übersäuerung, und die Belastung muss abgebrochen werden.

Laktatleistungskurve

Zur Bestimmung der Laktatkonzentration wird während der Laufuntersuchung am Ende jeder Belastungsstufe etwas Kapillarblut aus dem Ohrläppchen oder der Fingerbeere entnommen und gleichzeitig der Puls ermittelt. Die Messwerte werden zur Bestimmung der Laktatleistungskurve in eine Grafik eingetragen. Hieraus werden die Geschwindigkeit und die Herzfrequenz an der Laktatschwelle (Ausdauergrenze) ermittelt. Es gibt verschiedene Modelle für die Bestimmung dieser Laktatschwelle. Bei der einfachsten und am häufigsten angewandten Methode werden die Geschwindigkeit und Herzfrequenz bei einer Laktatkonzentration von 4 mmol/l bestimmt. Für gut Ausdauertrainierte sind die so ermittelten Werte aber zu hoch. Deshalb wurden Methoden zur Bestimmung einer individuellen Laktatschwelle entwickelt.

Individuelle anaerobe Schwelle

Bei einer Methode zur Bestimmung dieser so genannten individuellen anaeroben Schwelle (IAS) werden die Laktatwerte in der Erholungsphase bis zehn Minuten nach Belastungsende mit berücksichtigt. Laktat wird im Muskel gebildet, geht aber nur zeitverzögert ins Blut über. Deshalb steigen im Blut bei sehr intensiver Belastung die Laktatwerte nach Belastungsabbruch noch weiter an. Auch für diese Werte wird eine Kurve gezeichnet und der Laktatwert bestimmt, der bei Belastungsabbruch gemessen wurde. Legt man von diesem Punkt eine Tangente

Leistungsdiagnostik

an die Laktatleistungskurve, erhält man die individuelle anaerobe Laktatschwelle (siehe Grafik links). Bei gut Ausdauertrainierten kann man die individuelle anaerobe Schwelle auch wie folgt bestimmen: Zu dem Punkt, an dem die Laktatkurve zu steigen beginnt, werden 1,5 mmol/l hinzuaddiert.

Die in der Grafik dargestellte Belastung wurde mit einer Geschwindigkeit von 6 km/h begonnen und alle 3 Minuten um 2 km/h gesteigert. Die Sportlerin brach nach einer Minute bei 16 km/h die Belastung wegen subjektiver Erschöpfung ab. Die Laktatwerte und Pulswerte wurden grafisch aufgetragen. Bei Belastungsabbruch lag der Laktatwert bei 9,3 mmol/l, stieg aber noch drei Minuten danach auf maximal 10,5 mmol/l. Die maximale Herzfrequenz wurde mit 192 Schlägen pro Minute gemessen. Die 4 mmol/l-Laktatschwelle liegt bei 12,7 km/h und einer Herzfrequenz von 181 Schlägen pro Minute.

Konsequenzen für das Training

Ausgehend von der individuellen Laktatschwelle können nun unterschiedliche Intensitätsbereiche für das Ausdauertraining bestimmt werden. Im gezeigten Beispiel erhielt die gut ausdauertrainierte Freizeitläuferin, die bei entsprechendem Training unter optimalen Umständen eine Marathonzeit von knapp unter 3:30 Stunden

Die in der Grafik gezeigte Ausdauergrenze liegt bei 12,2 km/h, d. h., diese Läuferin kann einen schnellen Dauerlauf mit maximal 12,2 km/h entsprechend einem Kilometerschnitt von 4:55 Minuten bei einer Herzfrequenz von ca. 178 Schlägen/Min. absolvieren, ohne dass es zu einem vermehrten Laktatanstieg kommt.

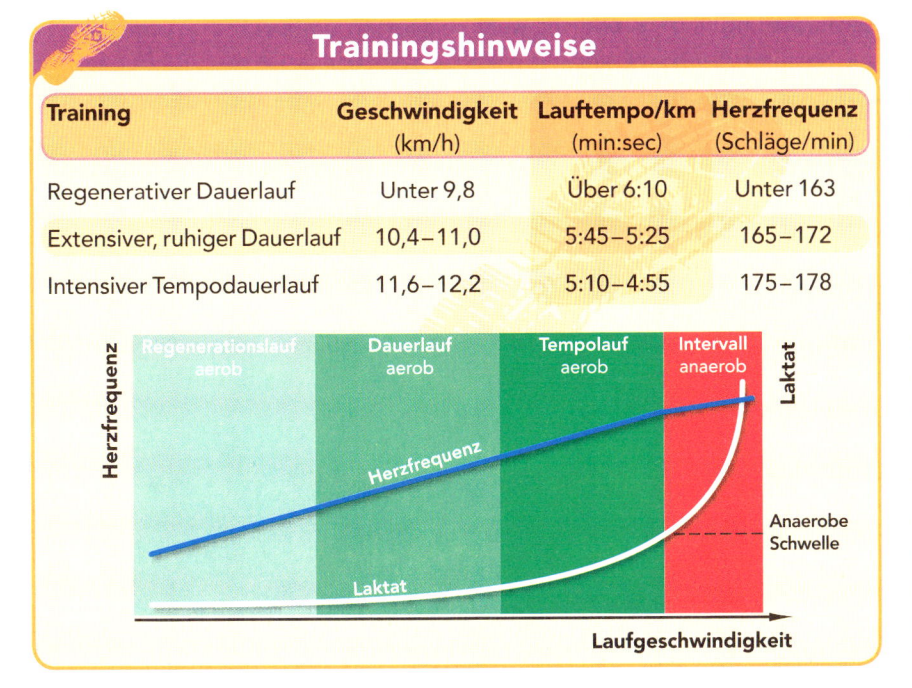

Trainingshinweise

Training	Geschwindigkeit (km/h)	Lauftempo/km (min:sec)	Herzfrequenz (Schläge/min)
Regenerativer Dauerlauf	Unter 9,8	Über 6:10	Unter 163
Extensiver, ruhiger Dauerlauf	10,4–11,0	5:45–5:25	165–172
Intensiver Tempodauerlauf	11,6–12,2	5:10–4:55	175–178

Hellgrün – regenerativer Dauerlauf: < 80 % der Schwellenintensität; mittelgrün – extensiver ruhiger Dauerlauf: 85–90 % der Schwellenintensität; dunkelgrün – intensiver oder Tempodauerlauf: 95–100 % der Schwellenintensität; rot – Intervalltraining: 105–110 % der Schwellenintensität (Erläuterungen siehe Text)

erreichen könnte, die in der Grafik unten dargestellten konkreten Trainingshinweise.

Trainingsfortschritt und Fehlerquellen

Bei regelmäßigem, planmäßigem Lauftraining zeigt sich eine verbesserte Leistungsfähigkeit durch Rechtsverschiebung der Laktatleistungskurve, d. h., der Laktatanstieg beginnt erst bei höherer Laufgeschwindigkeit. Eine leichte Rechtsverschiebung der Kurve entsteht aber auch, wenn die erste Leistungsdiagnostik im ausgeruhten Zustand, die Wiederholungsuntersuchung hingegen mit entleerten Glykogenspeichern durchgeführt wurde. Eine Verfälschung durch eine Glykogenverarmung wird z. B. erreicht, wenn die Leistungsdiagnostik am Tag nach einem langen oder schnellen Lauf durchgeführt wird. Der maximal erreichbare Laktatwert und auch die Maximalgeschwindigkeit sind niedriger, während im Grundlagenbereich eine Verbesserung vorgetäuscht wird. Daraus folgt: Eine Leistungsdiagnostik ist nur sinnvoll, wenn die Untersuchungen nach etwa gleicher, geringer Trainingsbelastung in den Tagen vor der Untersuchung erfolgt und auch die Ernährung nicht zu unterschiedlich ist.

Alle Methoden beherrschen

Da alle genannten Methoden, auch die Leistungsdiagnostik im Sportinstitut, Fehlermöglichkeiten aufweisen können oder letztlich nur Simulationen der Wettkampfsituation darstellen, kontrollieren Sie Ihr Training am besten mit verschiedenen Methoden. Puls- und Laktatmessung, Trainingsresultate und Wettkämpfe, aber auch das Körpergefühl sollten berücksichtigt werden, denn das Knie kann auch trotz niedrigem Puls oder Laktatwert wehtun.

Formen des Lauftrainings

Das Erfolgsgeheimnis für Ausdauersport und Marathon liegt im Fleiß und in der richtigen Mischung der Trainingsmittel. Je nach Trainingsziel, Leistungsklasse, Erfahrung und Trainingsgelände stehen unterschiedliche, teilweise überlappende Trainingsformen zur Verfügung.

Jogging, Regenerationslauf

Ganz langsam laufen, Joggen oder Tippeln fällt insbesondere Männern schwer. Sie glauben nicht an einen Trainingseffekt. Diese ruhigste Form ist ideal zur Regeneration beim Auslaufen nach hartem Training oder Wettkampf, aber auch zum Warmlaufen davor oder bei Trabpausen zwischen Intervalleinheiten. Die langsame Belastung ermöglicht eine Luxusdurchblutung der Muskulatur ohne Stress. Jogging fördert die schnellere Erholung durch Sauerstoff und Nähr-

Letztlich sind Wettkampfresultate immer die beste Auskunft über das tatsächliche Leistungsvermögen und ein gut protokolliertes Lauftagebuch ist eine aufschlussreiche Fundgrube für eine Trainingsanalyse.

stoffe und einen Abtransport von Milchsäure und Stoffwechselendprodukten. Warmlaufen sollte vor intensiven Belastungen je nach Temperatur mindestens 15 Minuten, vor einem Marathon auch kürzer dauern. Nach Tempoeinheiten laufen Sie sich wenigstens 10 Minuten aus.

Normaler, ruhiger Dauerlauf

Der normale ruhige Dauerlauf bildet den Hauptbestandteil eines gesundheits-, fitness- und wettkampforientierten Trainings. Er kann von 30 Minuten bis zu mehreren Stunden dauern. Dabei sollte man sich noch prima unterhalten können. Die wichtigen Anpassungen der aeroben Grundlagenausdauer werden optimal gefördert. Beim langen Dauerlauf schiebt man besonders im Marathontraining die Grenzen für die mentale Ausdauer, Bewegungsapparat, Energie- und Stoffwechselsysteme immer weiter hinaus. Die Glykogenspeicher werden dabei entleert und anschließend vergrößert, der Fettstoffwechsel optimiert.

Tempodauer- und Wiederholungslauf

Aerobe, intensive Tempodauerläufe sind langsamer als das Tempo an der anaeroben Schwelle. Die Intensität sollte nicht quälerisch, sondern als »flott, aber locker und unverkrampft« empfunden werden. Diese Läufe sind je nach Leistungsvermögen zwischen 5 und 20 Kilometer lang. In diesem Bereich sind auch die typischen längeren Wiederholungsläufe im Marathontempo, beispielsweise 3 mal 3 Kilometer. Hierbei werden Fett- und Kohlenhydratstoffwechsel in einer optimalen Mischung, aber noch ohne stärkere Laktatbildung bei nicht zu hohem orthopädischem Risiko intensiv trainiert.

Empfehlung: Der Trainingskalender »Fit for Run« von Herbert Steffny und Ulrich Pramann, ebenfalls erschienen im Südwest Verlag, ist ideal zur Protokollierung Ihres Trainings über ein Jahr.

Die Trainingsformen im Vergleich

Trainingsformen	Energiequelle überwiegend	Puls % maxHF	Laktat mmol/l	Anteil am Training in % Fitness	Marathon
Regenerativer Dauerlauf, Jogging	Aerober Fettstoffwechsel	<70	<1,5	15	10–20
Extensiver normaler ruhiger Dauerlauf	Aerober Fett- und Kohlenhydratstoffwechsel	70–80	1,5–2,5	70	50–60
Intensiver aerober Tempodauerlauf	Aerober Kohlenhydrat- und Fettstoffwechsel	80–90	2,5–4	15	20–30
Intervalltraining	Anaerober Kohlenhydratstoffwechsel	>90	>4	0	0–5

maxHF = maximale Herzfrequenz, > = größer als, < = kleiner als

STEP 3 Trainingssteuerung

Steigerungsläufe

Steigerungen sind kurze submaximale Beschleunigungsläufe über etwa 100 Meter. Für 30 Meter steigert man aus dem normalen Dauerlauf in ein locker-flottes Tempo, hält diese Geschwindigkeit für etwa 40 Meter und verlangsamt wieder in das Dauerlauftempo zurück. Eine Steigerungsserie umfasst drei bis sechs Wiederholungen mit Trabpausen, zunächst etwas langsamer, die letzten etwas flotter, aber nie voll gesprintet! Man kann sie zur Auflockerung im Dauerlauf oder nach dem Warmlaufen vor einer Tempoeinheit oder einem Wettkampf nach dem Dehnen einbauen.

Intervalltraining

Intervalltraining wird im Stadion oder entlang vermessener Straßenabschnitte, z. B. mit Kilometersteinen, absolviert.

Anaerobes Intervalltraining wie 5 mal 1000 Meter im Renntempo mit langsamen Trabpausen dazwischen ist eine typische Trainingsform für kürzere Straßen- oder Bahnläufe wie 5000 oder 10 000 Meter, aber weniger wichtig in der Marathonvorbereitung. Der Körper gewöhnt sich in Abschnitten an das geplante Wettkampftempo. Es verbessert die maximale Sauerstoffaufnahme, die Laktattoleranz, den Laufrhythmus und die Tempohärte. Die Intensität wird durch Tempo, Wiederholungszahl, Länge und Art der Pause wie Gehen oder Traben variiert.

Fahrtspiel

Das Fahrtspiel ist je nach Geländebeschaffenheit, Lust und Laune eher ein Spiel mit Be- und Entlastung. Schon ein Dauerlauf im welligen Gelände kann fahrtspielartig sein. Nach dem Einlaufen werden unterschiedlich lange Abschnitte abwechselnd nach Körpergefühl schneller oder langsamer gelaufen. An Anstiegen kann forciert

Beispiel Intervalltraining: Die Herzfrequenz steigt bei den gleich schnell im Zehn-Kilometer-Wettkampftempo gelaufenen 1000-Meter-Abschnitten bis in den roten Bereich (AS = anaerobe Schwelle bei 177 Schlägen/Minute). Die Erholung in den langsamen 400-Meter-Trabpausen ist unvollständig.

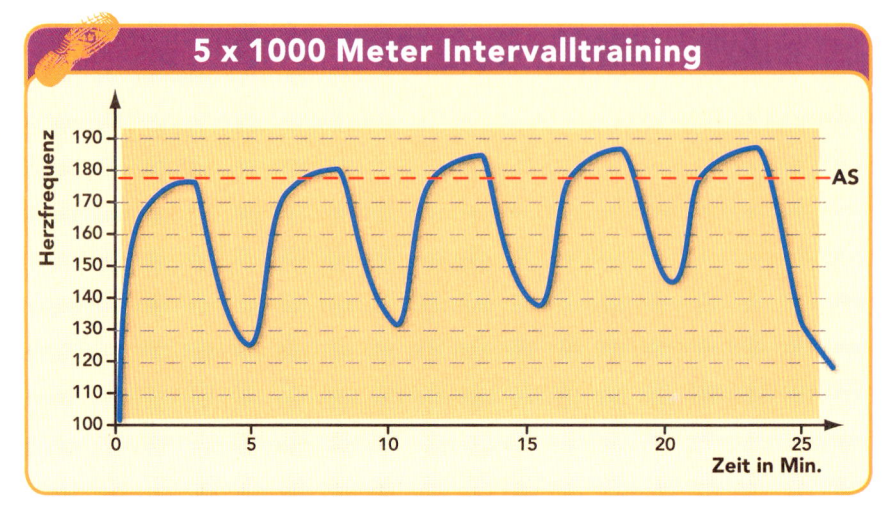

werden, bergab wird wieder locker getrabt. Schnelle Passagen auf Asphalt können mit kräfteraubenden Abschnitten durch Sand, Matsch oder Tiefschnee und Joggingpausen kombiniert werden. Slalomlaufen um Bäume, spontanes Überspringen von Hindernissen, Steigerungen oder Koordinationsläufe können vorkommen. Es ist eine gelegentlich vorkommende Trainingsform an milden Wintertagen.

Crescendolauf

Das Crescendo ist im Marathontraining in einer fortgeschrittenen Trainingsphase ein längerer Lauf, bei dem zunächst im ruhigen Dauerlauftempo begonnen wird. Stufenweise werden einzelne Abschnitte über Tempodauerlauf bis fast zur Wettkampfgeschwindigkeit gesteigert. So kann z.B. der lange Lauf über 30 Kilometer als Crescendo durchgeführt werden, indem man alle fünf bis zehn Kilometer stufenweise schneller wird.

Hügel-, Bergläufe

Viele Läuferinnen mögen keine Berge. Es fehlt ihnen an Kraft und der richtigen Taktik. Wichtig ist es gleich zu Beginn, insbesondere bei längeren Anstiegen sofort zurückzuschalten und unterhalb des anaeroben Schwellenpulses zu laufen. Wer im Flachland wohnt, kann wiederholt Brücken, Dämme oder Treppen hochlaufen oder auf dem Laufband mit Steigung im Studio trainieren. Der echte Berglauf, bei dem einige hundert bis tausend Höhenmeter zurückgelegt werden, ist zur Marathonvorbereitung sehr geeignet. Es ist ein intensives organisches Training der Kraftausdauer bei höherer Herz- und Atemfrequenz, aber im Vergleich zum flachen Tempodauerlauf mit viel geringerer orthopädischer Belastung, wenn man anschließend nicht schnell bergab läuft.

Wettkampfmethode, Testrennen

Laufen Sie keinen Marathon ohne vorherige Wettkampferfahrung! Sie würden alle Anfängerfehler ausgerechnet beim großen Lauf machen. Für fortgeschrittene Läuferinnen gehören Kontrollwettkämpfe zur planmäßigen Vorbereitung auf einen Saisonhöhepunkt. Es ist zudem eine spielerische Methode, harte Tempoläufe ins Training zu integrieren. Als Aufbaurennen vor einem Marathon dienen in den letzten zehn Wochen z.B. Zehn-Kilometer-Wettkämpfe und ein Halbmarathon, der einer Generalprobe gleichkommt. Laufen Sie nicht zu viele Rennen, sonst fehlen für den Marathon die Reserven. Wettkampfresultate sind die besten Tests für den momentanen Leistungsstand, die auf Trainingsgeschwindigkeiten oder die mögliche Marathonzeit hochgerechnet werden können. Im Rennen werden zudem Material, Taktik, Psyche und Physis auf eine harte und realistische Probe gestellt.

Bevor Sie lange Läufe als Crescendo durchführen, sollten Sie die Distanz zuvor mehrfach im langsamen, gleichmäßigen Tempo gelaufen haben.

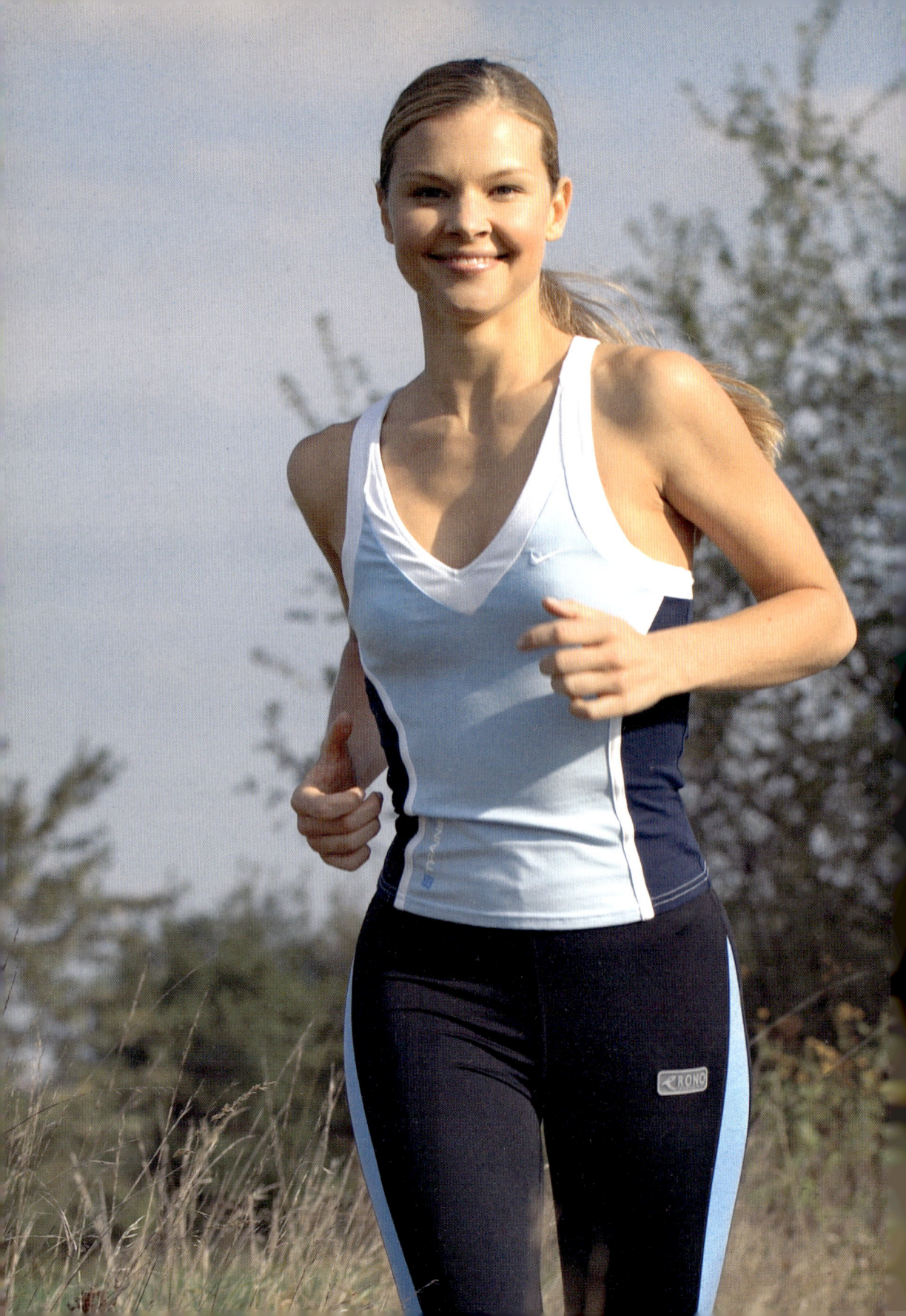

STEP 4

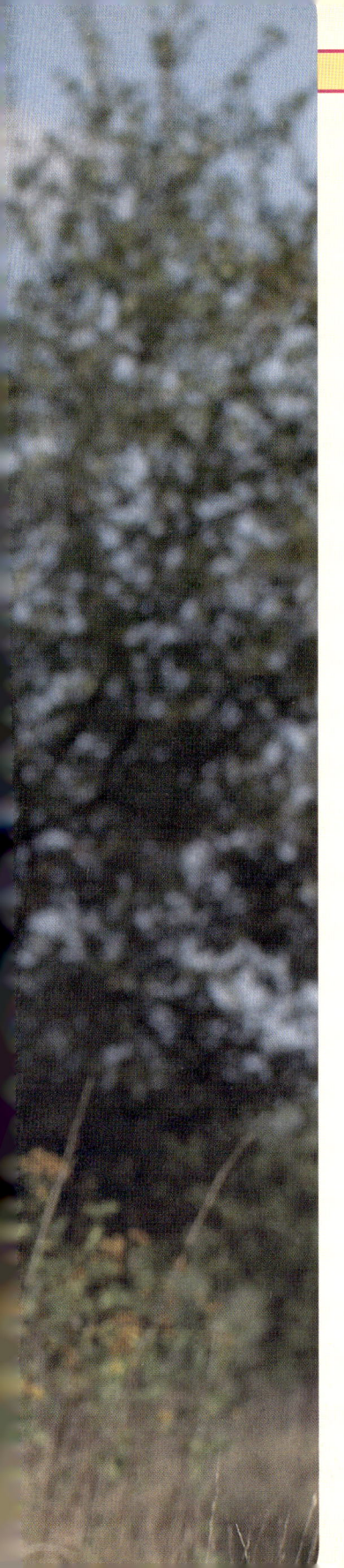

Einstieg und Fitness-laufen

Wer seine Gesundheit und Fitness verbessern möchte, muss genau genommen an keinem Rennen teilnehmen. Sie sind auch Läuferin, wenn Sie niemals einen Wettkampf gelaufen sind. Aber Sie haben beschlossen, Marathonläuferin zu werden. Und auch diese lange Reise beginnt mit dem ersten Schritt.

STEP 4 Einstieg und Fitnesslaufen

Zu Beginn ist der Weg das Ziel

Beim Fitnessjogging ist der Weg zunächst noch das Ziel und Spaß, Entspannung, Geselligkeit, Kalorienverbrauch und Gesundheit stehen im Vordergrund. Wer mehr plant und Wettkämpfe vorbereitet, wird dadurch zwar fitter, aber nicht unbedingt gesünder. Wer bei Null und mit starkem Übergewicht einsteigt, sollte sich zur Marathonvorbereitung zwei Jahre mit kontinuierlichem Training Zeit lassen. Aus orthopädischen Gründen werden manche auch einsehen müssen, dass es für Marathon vielleicht doch nicht reicht.

Richtig einsteigen

Woher wissen Sie eigentlich, dass Sie gleich zu Beginn laufen können? Weil Ihre Arbeitskollegin läuft und Ihnen seit Monaten damit in den Ohren liegt? Weil Sie früher mal sportlich waren? Viele steigen schlichtweg falsch ein. Sie überlasten und quälen sich, laufen völlig außer Atem, bekommen danach starken Muskelkater und geben vorzeitig frustriert auf.

Je sanfter Sie einsteigen, desto besser wird Ihr Körper auch in die neue Aufgabe hineinwachsen. Beginnen Sie zunächst mit dem, was Sie problemlos schaffen. Das kann auch heißen: Walking statt Jogging. Nur Ihr Kopf weiß, ob Sie laufen oder gehen. Dem Herz-Kreislauf-System, Blutdruck und Cholesterinwert ist es vollkommen egal, ob Sie mit Gehen oder Laufen einen Puls von 140 erreichen. Haben Sie im Zweifelsfall einfach den Mut, eine Stufe niedriger einzusteigen.

Erst gehen, dann laufen lernen

Suchen Sie Freundinnen oder Partner für einen gemeinsamen sanften Start. Überall gibt es Vereine und Lauftreffs mit Einsteiger- und Walkinggruppen. Fragen Sie im Sportgeschäft nach. Bei starkem Übergewicht ist Walking zu Beginn sinnvoller als Laufen. Berechnen Sie Ihren Bodymass-Index (BMI) (siehe Randspalte). Denken Sie daran: Beim Laufen geht das Gewicht ungefähr doppelt so stark auf die Knochen wie beim Walking.

30-Minuten-Test zum Einstieg

Ein einfacher Test zeigt, wie Sie einsteigen sollten. Suchen Sie eine flache Strecke mit Naturboden. Nun versuchen Sie, eine halbe Stunde mit einem Wendepunkt nach 15 Minuten möglichst gleichmäßig zu walken oder jog-

---

Der Bodymass-Index wird so ermittelt: Körpergewicht in Kilogramm geteilt durch das Quadrat der Körpergröße in Metern. Liegt Ihr BMI über 25, wäre zu Beginn ganz langsames Jogging mit Gehpausen oder Walking ratsam! Wenn Ihr BMI über 30 liegt, ist Walking auf jeden Fall der bessere Einstieg, Laufen wäre orthopädisch sehr riskant. Sie sollten auf jeden Fall zuerst einen sporterfahrenen Arzt konsultieren.

gen. War die zweite Hälfte zeitlich deutlich länger und viel schwieriger zu bewältigen? Kamen Sie außer Atem oder tat Ihnen sogar etwas weh? Hatten Sie später starken Muskelkater? Ging der Puls stark nach oben? Dann sind Sie viel zu schnell gestartet und haben zu hoch belastet!

Wiederholen Sie den Test zwei Tage später deutlich langsamer, vielleicht auch mit Gehpausen oder Sie beginnen doch mit Walking. Wurden Sie nicht langsamer, konnten sich prima unterhalten und hatten danach kaum Muskelkater, dann liegen Sie richtig. War alles sehr leicht, Sie wurden schneller, war das Tempo vielleicht doch zu lasch. Sie dürfen ein wenig flotter oder besser länger trainieren. Bei orthopädischen Beschwerden war die gewählte Intensität auf jeden Fall eine Überforderung! Pausieren Sie einige Tage und versuchen es schmerzfrei noch einmal langsamer. Treten Schmerzen erneut auf oder verschwinden sie nicht, gehen Sie zum Arzt.

Der Start – Laufen lernen

Nachdem Sie den 30-Minuten-Test durchgeführt haben, können Sie für sich den passenden Trainingsplan für den richtigen Einstieg aussuchen.

Was war Ihr Ergebnis beim 30-Minuten-Test oder was können Sie zurzeit regelmäßig und mühelos mindestens zweimal pro Woche ohne orthopädische Beschwerden, ohne außer Atem zu geraten und ohne sich zu quälen? Suchen Sie das zu Ihnen passende Programm heraus. Nochmal: Wählen Sie zu Beginn im Zweifelsfall lieber eine zu niedrige Belastung für den optimalen Einstieg aus! Ziel des Plans auf Seite 48 ist es zunächst, dreimal eine halbe Stunde in der Woche laufen zu lernen. Wenn Sie das bereits können, baut der zweite Plan »Vom Jogging zum Fitnesslaufen« auf Seite 50 darauf auf.

Wenn Sie mit Walking einsteigen wollen: Lesen Sie dazu »Walking« (mit Nordic Walking) von Herbert Steffny, ebenfalls erschienen im Südwest Verlag.

Checkliste zum optimalen Laufeinstieg

- Gesundheits-Check beim sporterfahrenen Arzt
- Besorgen Sie richtige Laufschuhe im Fachgeschäft
- Bei guter Funktionskleidung gibt es kein schlechtes Wetter
- Suchen Sie Gleichgesinnte im Bekanntenkreis oder beim Lauftreff
- Beginnen Sie auf einer flachen Strecke mit Naturboden
- Rollen Sie über den ganzen Fuß ab
- Laufen Sie aufrecht und ohne künstlich große Schritte
- Pendeln Sie locker mit den Armen neben dem Körper nach vorne
- Atmen Sie frei und ungezwungen durch den Mund
- Üben Sie zunächst ganz langsam dreimal 30 Minuten pro Woche
- Lassen Sie dem Körper Zeit, in die Belastung hineinzuwachsen
- Laufen Sie zunächst öfter oder länger, bevor Sie schneller werden
- Trinken Sie reichlich Mineralwasser und Fruchtsaftschorle
- Essen Sie vor dem Laufen etwas Leichtes wie eine Banane
- Ergänzen Sie das Training mit Dehnungs- und Kräftigungsübungen
- Führen Sie von Beginn an ein Trainingstagebuch

STEP 4　Einstieg und Fitnesslaufen

Die Pläne in diesem Buch bauen aufeinander auf. Sie können sich mit deren Hilfe gegebenenfalls über viele Monate und Jahre von einer Einsteigerin bis zur Fitness- und Wettkampfläuferin entwickeln. Sie sollten die einzelnen Stufen nicht überspringen. Umso sicherer wird Ihr Weg vom Erfolg gekrönt werden.

Trainingspläne einhalten und verstehen

Für die Pläne wird angenommen, dass Sie während der Woche arbeiten und wochentags kaum trainieren können. Im Winter wird es morgens oder wenn Sie von der Arbeit zurückkommen dunkel sein. Daher sind am Samstag und Sonntag zwei Tage hintereinander Training vorgesehen. Sollte es Ihnen möglich sein, verschieben Sie die Samstagseinheit auf Freitagnachmittag. Für eine optimale Trainingsgestaltung beachten Sie folgende Tipps:

▸ Geduld! Anpassung braucht Zeit
▸ Nicht zu schnellerem Tempo verführen lassen
▸ Frühzeitig auf Körpersignale achten
▸ Den Trainingsumfang nie um mehr als 15 Prozent pro Woche steigern
▸ Wochenzyklen oder bestimmte Trainingsformen erst wiederholen, bevor Sie weiter steigern
▸ Wochen in den Plänen nicht überspringen
▸ Einheiten nicht beliebig über die Woche vertauschen
▸ Bei Überforderung wieder einen 14-Tages-Zyklus zurückstufen
▸ Regelmäßig üben – Trainingsausfall bedeutet Fitnessrückgang
▸ Bei Unterbrechung oder Erkrankung von einigen Tagen die vorhergehende Woche wiederholen

In acht Wochen zur Läuferin

Der erste Plan ist für Einsteigerinnen geschrieben, die laufen lernen möchten. Nochmals der Hinweis, dass stark übergewichtige und orthopädisch an-

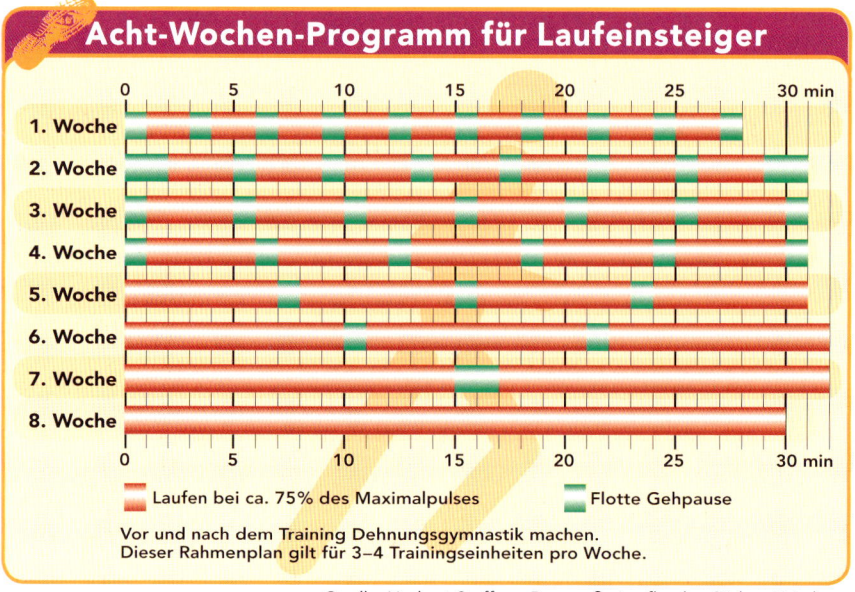

Acht-Wochen-Programm für Laufeinsteiger

Laufen bei ca. 75% des Maximalpulses — Flotte Gehpause
Vor und nach dem Training Dehnungsgymnastik machen.
Dieser Rahmenplan gilt für 3–4 Trainingseinheiten pro Woche.

Quelle: Herbert Steffny, »Das große Laufbuch«, Südwest Verlag

fällige Personen zumindest zu Beginn mit Walking oder Nordic Walking besser beraten sind. Wer schon mühelos eine halbe Stunde mit nur wenigen kurzen Pausen joggen kann, steigt im Plan in der fünften Woche ein.

Wichtig: Bevor Sie joggen, zunächst fünf Minuten warm gehen. Hinterher einige Minuten ausgehen und Dehnungsübungen anschließen. Im Lauf von acht Wochen steigern Sie mit immer weniger Gehpausen in länger werdenden Laufabschnitten die Zahl der Laufminuten und schaffen es, eine halbe Stunde zusammenhängend am Stück zu laufen. Ein Pulsmesser leistet hierbei gute Dienste. Auf jeden Fall sollten Sie bei den Laufabschnitten nicht außer Atem sein.

Fitnesslaufen

Sie können entweder bereits mühelos eine halbe Stunde dreimal pro Woche laufen oder haben es über den vorhergehenden Plan gelernt. Nun sollten Sie Ihr Laufprogramm für das Fernziel Marathon vorsichtig weiter steigern.

Über den Plan auf Seite 50ff. werden Sie sich bis auf etwa 30 Kilometer pro Woche steigern. Mehr müssten Sie für Gesundheit und Fitness eigentlich nicht laufen. Sie könnten ohne das Ziel Marathon nahezu ganzjährig das Training der 11. und 12. Woche alternierend fortführen. Ihre Form bliebe dabei lebenslänglich auf einem guten Basisniveau. Der zeitliche Aufwand wird bei dreimal Laufen pro Woche bleiben, aber Sie werden in den nächsten 12 Wochen länger und zunehmend variabler trainieren, um noch mehr herauszuholen. Sonntags wird zunächst ein längerer, aber langsamer Lauf eingeführt, der bei um 70 Prozent der maximalen Herzfrequenz gelaufen wird. Nach 11 Wochen schaffen Sie bereits 90 Minuten. Ab der 9. Woche kommt samstags eine flottere Einheit hinzu, die 14-tägig alternierend entweder als Tempodauerlauf oder als Belastungswechsel auf bergiger Strecke oder bei einem Fahrtspiel durchgeführt wird.

Variableres Training

Bisher liefen Sie mehr oder weniger alles im gleichen Tempo. Das war zu Beginn o.k., doch vielseitigeres Training ist effizienter. Der Bewegungsapparat sollte mittlerweile stabil genug sein, flotte Dauerläufe bei 80 bis 85 Prozent ohne Risiko zu verkraften. Sehr schnelle Läufe im roten Bereich sind beim Fitness- und Gesundheitstraining fehl am Platz. Selbst später in der Marathonvorbereitung kommen sie nur selten vor. Die Tempoeinheit sollte samstags, wenn möglich freitags, auf jeden Fall vor dem langen Lauf am Sonntag sein. Nach einer wenigstens 10-minütigen Aufwärmphase mit Jogging laufen Sie dabei kontinuierlich zunächst 20, zwei Wochen später 30 Minuten flott. Zum Abschluss des schnellen Teils laufen Sie sich 10 Minuten langsam aus und machen Dehnungsübungen.

Im Winter sollten alle Tempoeinheiten bei Frost wegen der Verletzungsgefahr durch einen Dauerlauf ersetzt oder alternativ auf einem Laufband im Studio durchgeführt werden.

STEP 4 Einstieg und Fitnesslaufen

12-Wochen-Plan – vom **Jogging** zum **Fitnesslaufen**

1. Woche (15 km)

Tag	Training	ca. km
Mo	–	–
Di	–	–
Mi	Ruhiger DL 30 Min. (70–80% maxHF)	4–5
Do	–	–
Fr	–	–
Sa	Ruhiger DL 30 Min. (70–80% maxHF)	4–5
So	Ruhiger DL 30 Min. (70–80% maxHF)	4–5

2. Woche (16 km)

Tag	Training	ca. km
Mo	–	–
Di	–	–
Mi	Ruhiger DL 30 Min. (70–80% maxHF)	4–5
Do	–	–
Fr	–	–
Sa	Ruhiger DL 30 Min. (70–80% maxHF)	4–5
So	▶ 40 Min. langsamer DL (70% maxHF)	6

3. Woche (16 km)

Tag	Training	ca. km
Mo	–	–
Di	–	–
Mi	Ruhiger DL 30 Min. (70–80% maxHF)	4–5
Do	–	–
Fr	–	–
Sa	Ruhiger DL 30 Min. (70–80% maxHF)	4–5
So	▶ 40 Min. langsamer DL (70% maxHF)	6

4. Woche (18 km)

Tag	Training	ca. km
Mo	–	–
Di	–	–
Mi	Ruhiger DL 30 Min. (70–80% maxHF)	4–5
Do	–	–
Fr	–	–
Sa	Ruhiger DL 30 Min. (70–80% maxHF)	4–5
So	▶ 50 Min. langsamer DL (70% maxHF)	7–8

5. Woche (21 km)

Tag	Training	ca. km
Mo	–	–
Di	–	–
Mi	Ruhiger DL 35 Min. (70–80% maxHF)	5–6
Do	–	–
Fr	–	–
Sa	Ruhiger DL 35 Min. (70–80% maxHF)	5–6
So	▶ 60 Min. langsamer DL (70% maxHF)	8–9

6. Woche (23 km)

Tag	Training	ca. km
Mo	–	–
Di	–	–
Mi	Ruhiger DL 35 Min. (70–80% maxHF)	5–6
Do	–	–
Fr	–	–
Sa	Ruhiger DL 35 Min. (70–80% maxHF)	5–6
So	▶ 70 Min. langsamer DL (70% maxHF)	10–11

© Herbert Steffny – Marathontraining für Frauen, Südwest Verlag 2006

12-Wochen-Plan – vom **Jogging** zum **Fitnesslaufen**

7. Woche (25 km)

Tag		Training	ca. km
Mo		–	–
Di		–	–
Mi		Ruhiger DL 40 Min. (70–80% maxHF)	6–7
Do		–	–
Fr		–	–
Sa		Ruhiger DL 40 Min. (70–80% maxHF)	6–7
So	▶	70 Min. langsamer DL (70% maxHF)	10–11

8. Woche (26 km)

Tag		Training	ca. km
Mo		–	–
Di		–	–
Mi		Ruhiger DL 40 Min. (70–80% maxHF)	6–7
Do		–	–
Fr		–	–
Sa		Ruhiger DL 40 Min. (70–80% maxHF)	6–7
So	▶	80 Min. langsamer DL (70% maxHF)	12–13

9. Woche (26 km)

Tag		Training	ca. km
Mo		–	–
Di		–	–
Mi		Ruhiger DL 40 Min. (70–80% maxHF)	6–7
Do		–	–
Fr		–	–
Sa	▲	DL 45 Min. bergiges Gelände (70–90% maxHF)	6–7
So	▶	80 Min. langsamer DL (70% maxHF)	12–13

10. Woche (27 km)

Tag		Training	ca. km
Mo		–	–
Di		–	–
Mi		Ruhiger DL 40 Min. (70–80% maxHF)	6–7
Do		–	–
Fr		–	–
Sa	▶▶	Tempo-DL 45 Min., darin 20 Min. flott (80–85% maxHF)	7–8
So	▶	80 Min. langsamer DL (70% maxHF)	12–13

11. Woche (30 km)

Tag		Training	ca. km
Mo		–	–
Di		–	–
Mi		Ruhiger DL 45 Min. (70–80% maxHF)	7
Do		–	–
Fr		–	–
Sa	▶◆▶	50 Min. Fahrtspiel 70–90% maxHF	8–9
So	▶	90 Min. langsamer DL (70% maxHF)	13–14

12. Woche (30 km)

Tag		Training	ca. km
Mo		–	–
Di		–	–
Mi		Ruhiger DL 45 Min. (70–80% maxHF)	7
Do		–	–
Fr		–	–
Sa	▶▶	Tempo-DL 50 Min., darin 30 Min. flott (80–85% maxHF)	8–9
So	▶	90 Min. langsamer DL (70% maxHF)	13–14

DL = Dauerlauf % maxHF = Prozent der maximalen Herzfrequenz ▶ = langer Dauerlauf ▶▶ = Tempolauf oder Wettkampf ▶◆▶ = Intervalltraining (Fahrtspiel) ▲ = Dauerlauf bergiges Gelände. Bei Wettkämpfen und Tempoeinheiten sind bei den Tageskilometern Kilometer für langsames Ein- und Auslaufen mit eingerechnet; weitere Erläuterungen im Text

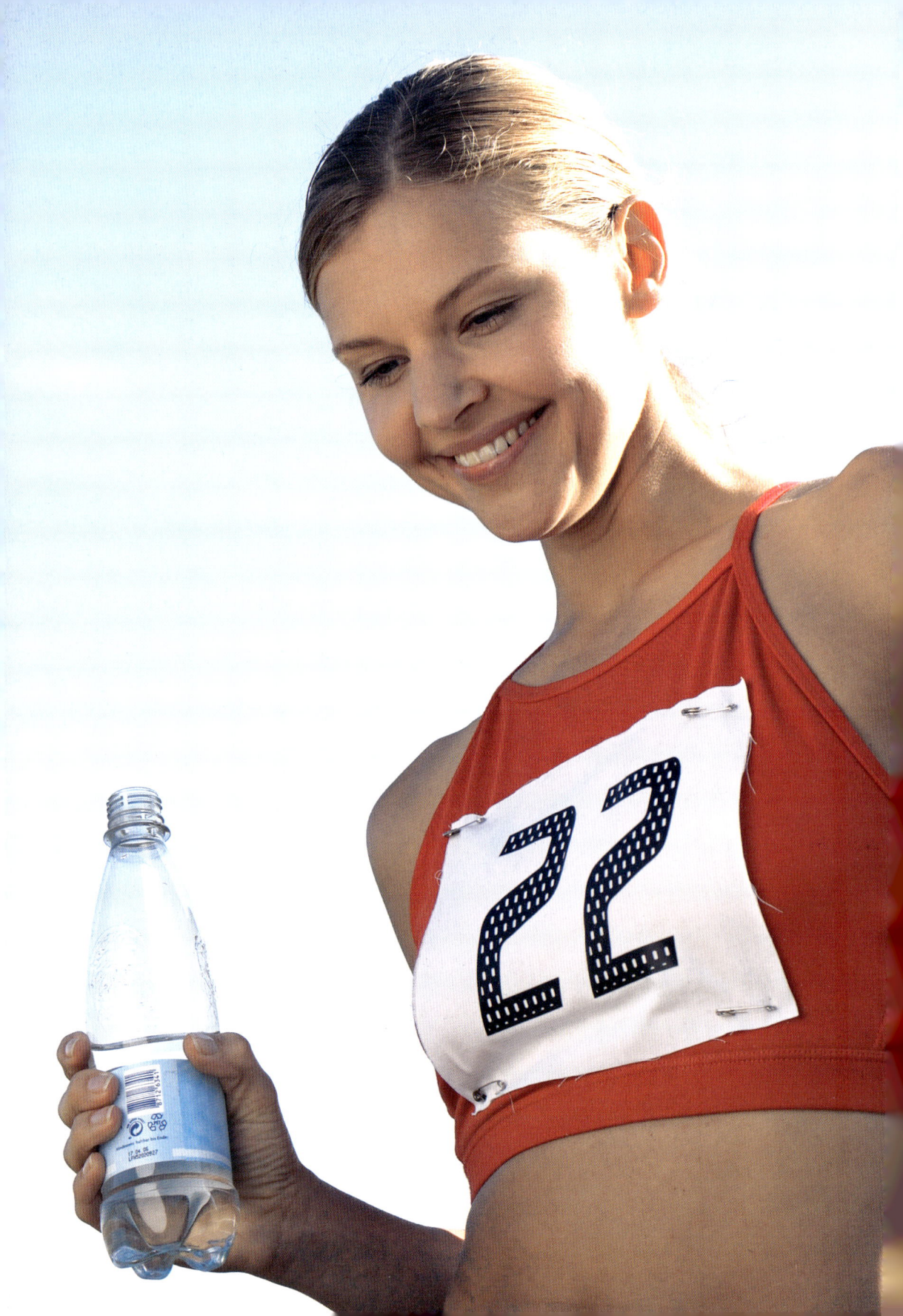

STEP 5

Der Weg zum Halbmarathon

Begeistert von Ihren Fortschritten als Fitnessläuferin suchen Sie eine neue Herausforderung, eine Wettkampfteilnahme, einen Zehn-Kilometer-Volkslauf oder einen Halbmarathon auf dem Weg zum eigentlichen Ziel Marathon? Bevor der Traum, die Königsdistanz zu bewältigen, in Erfüllung geht, sollten Sie unbedingt erst auf kürzeren Strecken Erfahrungen sammeln. Ihr Leistungsmaximum werden Sie erst nach Jahren systematischen und ganzjährig kontinuierlichen Trainings schaffen.

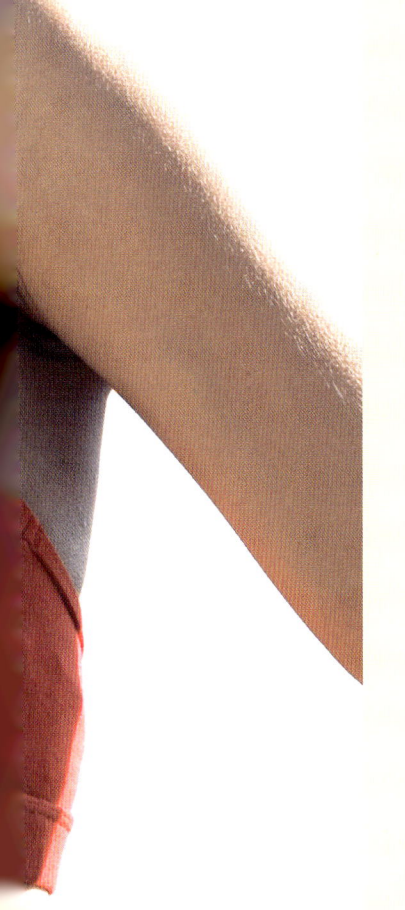

STEP 5   Der Weg zum Halbmarathon

Grenzgang
Leistungssport

Wenn Sie Wettkampfambitionen haben, ist der Weg ist nicht mehr allein das Ziel! Das Training wird zur Vorbereitung. Mit höherem Trainingsaufwand, insbesondere bei sehr langen oder schnellen Läufen in der Wettkampfvorbereitung, steigt das orthopädische Risiko, und das Immunsystem kann geschwächt werden. Beim engagierten Wettkampftraining steigt der Aufwand im Verhältnis zum Leistungszuwachs überproportional an.

Anerkennung und Leistungsdruck

Ausreichender Schlaf, vollwertige Ernährung und Gymnastik werden trainingsbegleitend immer wichtiger.

Wer Wettkämpfe läuft, verlässt den Bereich des reinen Gesundheitssports. Die persönlichen Leistungshorizonte auszuloten oder zu erweitern, kann mit erhöhtem Selbstwertgefühl, Anerkennung, Ruhm, Medaillen, Titeln und sogar Preisgeldern einhergehen. Die Schattenseiten reichen von überhöhtem Leistungsdruck, Frust und Verletzung und im Extremfall bis hin zur sozialen Isolation und Magersucht. Das heißt aber nicht, dass Leistungssport ungesund sein muss! Es kommt nur darauf an, wie Sie damit umgehen, und ob Sie orthopädisch robust genug sind und vorsichtig aufbauen.

Wer mehr Talent hat, kann bei entsprechender Vorbereitung an Wettkämpfen bis hin zum Marathonlauf teilnehmen. Bereiten Sie zunächst aus dem Fitnesstraining heraus einen kürzeren Volkslauf über fünf bis zehn Kilometer vor.

Wettkämpfe mit System vorbereiten

Rennen erfolgreich zu bestreiten, erfordert eine gründliche Vorbereitung. Den höheren Belastungen in Training und Wettkampf sollten Sie sich nur kerngesund aussetzen. Spätestens jetzt haben Sie sich für das variable Training und Wettkämpfe verschiedene Laufschuhe zugelegt. Der Zeitaufwand wird größer werden, denn die Leistung steht und fällt in erster Linie mit dem Trainingsfleiß.

Konnten Sie sich beim Fitnessjogging noch ein paar überflüssige Pfunde leisten, so behindern sie nun die angestrebte Bestzeit und werden der Leistungsoptimierung geopfert.

Bisher sind Sie vielleicht mehr nach Lust und Laune gejoggt. Nun werden systematische Trainingspläne ein wichtiger Erfolgsgarant. Schnellere Intervalleinheiten geben die notwendige Wettkampfhärte und das Tempogefühl für die Renngeschwindigkeit.

Aus Wettkämpfen lernen

Sie werden von diesen Wettkämpfen auch für den Marathon lernen. Wie gehen Sie mit Nervosität und dem Belastungsdruck um? Die richtige Taktik und Renneinteilung ist eine Kunst, die Sie erst nach einiger Erfahrung beherrschen. Auch deshalb sollte die Vorbereitung eines Halbmarathons oder Marathons unbedingt über kürzere Rennen führen.

Vielleicht werden Sie auch positiv überrascht sein, dass Sie sehr viel mehr können, als Sie sich bisher zugetraut haben.

leichter, nach Pulsfrequenz zu laufen oder ein beabsichtigtes Tempo nach Zwischenzeiten zu kontrollieren. Ausgangspunkt des folgenden Plans ist der Leistungsstand, den Sie im letzten Kapitel erreicht haben. Er könnte direkt daran anschließen.

Sie werden vermehrt wettkampftypische schnelle Läufe integrieren und auf viermal Training pro Woche steigern, indem ein weiterer kurzer Dauerlauf hinzukommt. Der lange Lauf am Wochenende wird der Wettkampfstrecke entsprechend weiter ausgedehnt. In der letzten Woche vor dem Wettkampf ist es wichtig, das Training deutlich zurückzunehmen und sich genügend auszuruhen.

Wettkämpfe über exakt vermessene Distanzen stellen einen objektiven Leistungstest dar, um auf Ihre verschiedenen Trainingsgeschwindigkeiten oder Halbmarathon und Marathon hochzurechnen (siehe Tabellen Seite 58, 59 und 60).

Reine Frauenläufe in Bern, Berlin oder Wien locken 15 000 Starterinnen an!

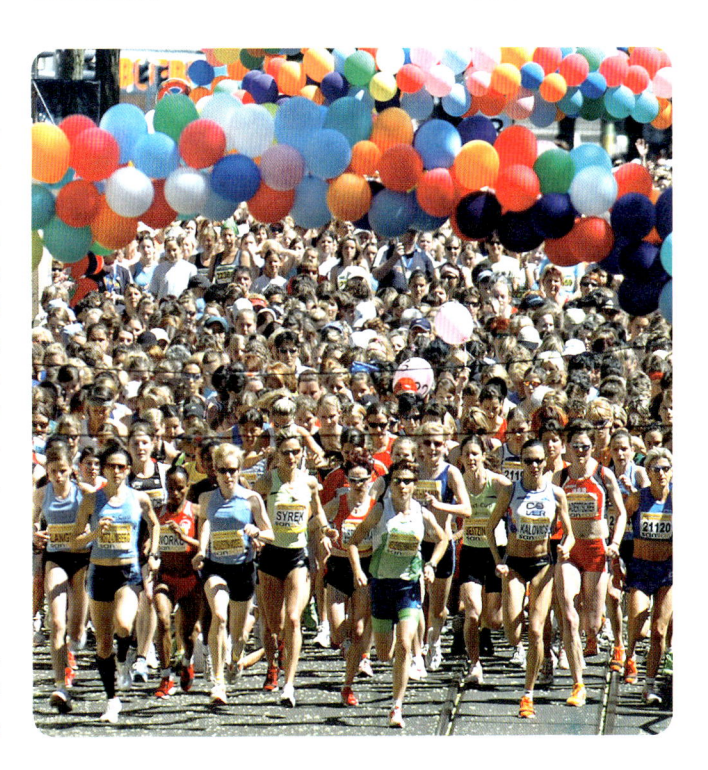

Der erste Volkslauf

Männer suchen weitaus häufiger den Leistungsvergleich als Frauen. Die Hemmschwelle, sich auf das Abenteuer eines echten Wettkampfs einzulassen, liegt bei vielen Frauen deutlich höher. Wer möchte schon bei einem Citylauf hinter dem Feld herlaufen und sich blamieren? Genau genommen wissen Sie eigentlich noch nicht so ganz, was Sie wirklich können, aber der Gedanke, sich einfach mal der Herausforderung zu stellen und mitzulaufen, reizt Sie doch.

Flache Strecke auswählen

Am besten suchen Sie sich für Ihre Premiere einen flachen Volkslauf über fünf bis zehn Kilometer aus. Es ist dann

STEP 5 Der Weg zum Halbmarathon

Das Rennen stressfrei vorbereiten

Lesen Sie die Hinweise der Wettkampfausschreibung aufmerksam durch. Ideal wäre es, wenn Sie die Hilfe erfahrener Freunde in Anspruch nehmen, mit denen Sie das große Abenteuer gemeinsam bestreiten. Die Checkliste für die Wettkampftasche in der Umschlag-

Wer Wettkämpfe bestreiten will, sollte viermal pro Woche trainieren. Überwiegend ruhige Einheiten wechseln mit flotteren Tempoläufen ab. In der letzten Woche wird mehr ausgeruht.

4-Wochen-Plan für den ersten Volkslauf

1. Woche (35 km)

Tag	Training	ca. km
Mo	–	–
Di	Ruhiger DL 40 Min. (70–80% maxHF)	6–7
Mi	–	–
Do	Ruhiger DL 40 Min. (70–80% maxHF)	6–7
Fr	–	–
Sa	▶◆▶ 50 Min. Fahrtspiel (Tempowechsel 70–90% maxHF)	8–9
So	▶ 90 Min. langsamer DL (70% maxHF)	13–14

2. Woche (35 km)

Tag	Training	ca. km
Mo	–	–
Di	Ruhiger DL 40 Min. (70–80% maxHF)	6–7
Mi	–	–
Do	Ruhiger DL 40 Min. (70–80% maxHF)	6–7
Fr	–	–
Sa	▶▶ Tempo-DL 50 Min., darin 30 Min. flott (80–85% maxHF)	8–9
So	▶ 90 Min. langsamer DL (70% maxHF)	13–14

3. Woche (34 km)

Tag	Training	ca. km
Mo	–	–
Di	Ruhiger DL 40 Min. (70–80% maxHF)	6–7
Mi	–	–
Do	Ruhiger DL 40 Min. (70–80% maxHF)	6–7
Fr	–	–
Sa	▶◆▶ 50 Min. Fahrtspiel (Tempowechsel 70–90% maxHF)	8–9
So	▶ 80 Min. langsamer DL (70% maxHF)	12–13

4. Woche (25 km)

Tag	Training	ca. km
Mo	–	–
Di	Ruhiger DL 40 Min. (70–80% maxHF), Steigerungen	6–7
Mi	–	–
Do	Jogging 40 Min. (70% maxHF), Steigerungen	5–6
Fr	–	–
Sa	–	–
So	▶▶ **Volkslauf** 5–10 km (bis über 90% maxHF)	8–15

DL = Dauerlauf ▶ = langer Dauerlauf ▶▶ = Tempolauf oder Wettkampf ▶◆▶ = Intervalltraining oder Wiederholungsläufe. Bei Wettkämpfen und Tempoeinheiten sind bei den Tageskilometern Kilometer für langsames Ein- und Auslaufen mit eingerechnet; weitere Erläuterungen im Text

Der erste Volkslauf

innenseite soll Ihnen helfen, nichts Wichtiges zu vergessen. Sie sollten Sie individuell nach Ihren Bedürfnissen erweitern.

Schlafen Sie die letzten zwei Nächte vor dem Rennen ausreichend. Sorgen Sie für eine vollwertige Ernährung, reduzieren Sie den Alkoholkonsum. Was Sie vor, während und nach dem Rennen trinken und essen sollen, lesen Sie im Kapitel zur Ernährung ab Seite 127. Packen Sie Ihre Tasche schon am Abend vorher. Nehmen Sie möglichst wenig Wertsachen mit.

Vor dem Startschuss

Essen Sie etwas Leichtes zwei Stunden vor dem Rennstart. Planen Sie ausreichend Pufferzeiten für Unwägbarkeiten bei der Anreise ein. Kommen Sie wenigstens 60 Minuten vorher an. Besorgen Sie sich die Startnummer und befestigen sie am Shirt. Joggen Sie sich ganz langsam zehn Minuten warm. Ideal wäre es, wenn Sie einer Begleitperson Ihren Trainingsanzug anvertrauen könnten.

Kleiden Sie sich dem Wetter entsprechend nicht zu warm. Am Start leicht frösteln ist genau richtig, denn im Rennen wird Ihnen ohnehin warm werden. Stellen Sie sich Ihrem Leistungsvermögen entsprechend nicht zu weit vorne auf. Sie würden sonst viel zu schnell losrennen. Nehmen Sie sich auf jeden Fall vor, langsam zu starten, selbst wenn die Horde vor Ihnen davonstürmt!

Die Taktik im Rennen

Starten Sie Ihre Stoppuhr, wenn Sie den Startstrich überlaufen. So erhalten Sie Ihre Nettolaufzeit, also von der Startlinie bis zum Ziel. Achten Sie auf Kilometerschilder, die viele Veranstalter unterwegs anbringen. Nun wissen Sie, wie lange Sie für den ersten Kilometer gebraucht haben, und können dies mit Ihrer realistisch geschätzten Sollzeit vergleichen. Versuchen Sie von Beginn an, ein gleichmäßiges Tempo durchzulaufen. Sind Sie auf der zweiten Hälfte langsamer geworden oder regelrecht eingebrochen, dann sind Sie viel zu flott losgelaufen. Nur Geduld! Sollten Sie Reserven haben, können Sie auf der zweiten Hälfte noch alles aufholen. Sie werden diese Erfahrungen noch für den Marathon brauchen!

Rennen puls- und zeitkontrolliert

Kontrollieren Sie unterwegs die Belastung am besten nach Zwischenzeit und Puls. Sollten Sie gegen Ende spurten, so wäre das die beste Gelegenheit, Ihre maximale Herzfrequenz zu ermitteln. Die Pulsmessung hat in Rennen Grenzen, da Mitläufer Ihre Frequenz stören können. Zudem geht der Puls nach dem Startschuss nicht sofort auf die geplante Zielfrequenz, sondern steigt über einige Minuten langsam an. Der Zielpuls ist bei kurzen Rennen ohnehin nicht klar anzugeben.

Unter Adrenalin und im Läuferpulk kommt Ihnen das Tempo anfangs bestimmt ganz locker vor. Um diese Erfahrung ist noch niemand herumgekommen.

Tipp: Wenn Sie im Zweifel sind, entscheiden Sie sich für die langsamere Variante.

STEP 5 Der Weg zum Halbmarathon

Aus der Tabelle unten können Sie aus Ihrer aktuellen in vollem Tempo gelaufenen Zehn-Kilometer-Wettkampfzeit Hinweise für das zeitkontrollierte Training ablesen.

Wenn Sie nicht nur mitjoggen, sondern volle Pulle laufen, wird er bei einem Fünf- bis Zehn-Kilometer-Lauf ansteigen und spätestens bei der Hälfte in den roten Bereich gehen, also über 90 Prozent liegen. Zumindest die ersten Kilometer sollten Sie daher unbedingt auch nach Zwischenzeit überprüfen. Sollte es keine Kilometerschilder geben, bleibt Ihnen nur das hoffentlich vorher trainierte Körpergefühl.

Der Zehn-Kilometer-Test

War der erste Volkslauf bereits ein Zehn-Kilometer-Wettkampf auf einer flachen und gut vermessenen Strecke, haben Sie die Möglichkeit, nach den folgenden Tabellen auf Ihr Trainingstempo und auf mögliche Wettkampfzeiten über andere Distanzen hochzurechnen.

Aus einem bergigen Waldlauf auf weichem Untergrund oder Schnee können Sie kaum hochrechnen. Bestimmt brauchen Sie aber noch einen weiteren Testlauf, denn selten gelingt das ideale Rennen auf Anhieb.

Trainingstempo ermitteln

Spätestens jetzt sollten Sie sich vielleicht mit dem Radcomputer vermes-

Trainingstempo aus 10-km-Wettkampfzeit abschätzen*

Derzeitige 10-km-Zeit	Jogging, Regenerationslauf**	Normaler Dauerlauf	Flotter Dauerlauf	Maximales Marathontempo	Tempo an anaerober Schwelle	10-km-Renntempo
62:00	7:30	7:10	6:55	6:51	6:20	6:12
60:00	7:25	7:00	6:45	6:38	6:08	6:00
58:00	7:20	6:50	6:35	6:24	5:56	5:48
56:00	7:10	6:40	6:25	6:11	5:44	5:36
54:00	7:00	6:30	6:10	5:58	5:31	5:24
52:00	6:50	6:20	6:00	5:45	5:19	5:12
50:00	6:40	6:10	5:45	5:31	5:07	5:00
48:00	6:30	6:00	5:35	5:18	4:54	4:48
46:00	6:15	5:50	5:20	5:05	4:42	4:36
44:00	6:00	5:40	5:05	4:51	4:30	4:24
42:00	5:45	5:25	4:55	4:38	4:18	4:12
40:00	5:30	5:10	4:40	4:25	4:05	4:00
38:00	5:15	4:55	4:25	4:12	3:53	3:48
36:00	5:00	4:40	4:10	3:58	3:41	3:36

* Angaben in min:sek/km   ** Hierzu gehört auch das Warm- und Auslaufen

sene Trainingsstrecken zulegen, auf denen Sie Intervalltraining und Tempodauerläufe gezielter durchführen können, und um die geplanten Wettkampfgeschwindigkeiten genau einzuüben. Trainingspläne sind Makulatur, wenn Sie gar nicht kontrollieren, in welchem Tempo oder Puls Sie eigentlich laufen. Ein Regenerationslauf wird vielleicht viel zu schnell gerannt, und das Trainingsziel der Erholung ist verfehlt. Auf einer abgemessenen Strecke, an Kilometersteinen oder im Stadion können Sie das am allerbesten überprüfen.

Wie schnell im Training?

Wenn Sie beispielsweise momentan etwa 50 Minuten über 10 Kilometer im Wettkampf schaffen, wäre Ihr regeneratives Jogging bei einem Tempo von 6:40, der Dauerlauf um 6:10 und der flottere aerobe Tempolauf bei 5:45 Minuten pro Kilometer. Intervalleinheiten wie 1000-Meter-Läufe wären bei 5:00 Minuten, also im Renntempo oder knapp darunter zu laufen.

Tempo- und Pulskontrolle üben

Bleiben Sie kritisch: War der Kurs wirklich richtig vermessen? Wer mit falschen Zahlen die Trainingsgeschwindigkeiten oder sogar mögliche Marathonzeit hochrechnet, macht sich was vor. Die angegebenen Geschwindigkeiten sind Richtwerte für die Trainingsplanung. Sie können bei der Marathonvorbereitung teilweise noch langsamer sein.

Natürlich schwankt das Trainingstempo mit dem Untergrund, Wetter und Profil Ihrer Strecken. Wer auf Schnee versucht, sein gewohntes Dauerlauftempo beizubehalten, würde maßlos überziehen. Beim Höhentraining oder in der Hitze wäre ein pulskontrolliertes Training sinnvoller. Selbstverständlich können Sie bei allen Plänen zusätzlich auch nach Herzfrequenz trainieren. Sie müssten dann nur die Pulswerte, die Sie für sich im Kapitel Trainingssteuerung (Seite 29ff.) ermittelt haben, in die Pläne einsetzen. Letztlich starten Sie im Wettkampf aber wohl eher mit

Natürlich ändert sich Ihr Trainingstempo mit der ansteigenden Form oder verschlechtert sich nach einer längeren Krankheitspause. Da es aber über das ganze Jahr zahlreiche Zehn-Kilometer-Straßenläufe gibt, ist es leicht möglich, immer wieder die aktuelle Form zu überprüfen.

Maximal mögliche Zeiten für Wettkämpfe

Sie sind ein Testrennen gelaufen über ...	... und wollen daraus hochrechnen auf ...	Umrechnungsformel für die maximal mögliche Zeit bei geübten Läufern
5000 m	10 000 m	5000-m-Zeit mal 2 plus 1 Minute
10 000 m	Halbmarathon	2,21 mal 10 000-m-Zeit
10 000 m	Marathon	4,666 mal 10 000-m-Zeit
Halbmarathon	Marathon	2,11 mal Halbmarathonzeit

STEP 5   Der Weg zum Halbmarathon

Umrechnung 10 km auf mögliche Halbmarathon-/Marathonzeit

10-km-Zeit(min:sek) aktuelle Rennzeit	Halbmarathonzeit (h:min:sek)		Marathonzeit (h:min:sek)	
	maximal erreichbar	beim Debüt realistisch	maximal erreichbar	beim Debüt realistisch
62:30	2:18:00	2:28:00	4:55:00	5:30:00
60:00	2:12:30	2:21:00	4:40:00	5:11:00
57:30	2:07:00	2:14:00	4:28:20	4:58:00
55:00	2:01:30	2:08:00	4:16:40	4:45:00
52:30	1:56:00	2:02:30	4:05:00	4:32:00
50:00	1:50:30	1:57:00	3:53:20	4:19:00
47:30	1:45:00	1:51:00	3:41:40	4:05:00
45:00	1:39:30	1:45:00	3:30:00	3:49:00
42:30	1:34:00	1:39:00	3:18:20	3:34:00
40:00	1:28:30	1:33:00	3:06:40	3:19:00
37:30	1:23:00	1:27:30	2:55:00	3:05:00
35:00	1:17:30	1:22:00	2:43:20	2:51:00
32:30	1:12:00	1:16:00	2:31:40	2:37:30
30:00	1:06:30	1:10:00	2:20:00	2:24:00

Beim Halbmarathon- oder Marathondebüt sollten Sie sicherheitshalber zumindest auf der ersten Hälfte tiefstapeln und eine langsamere Zeit anlaufen.

der Zielsetzung, einen Marathon unter fünf Stunden zu laufen, als z. B. mit Puls 168 zu rennen. Sie sollten also beide Methoden gut beherrschen.

Welche Wettkampfzeit ist möglich?

Wettkämpfe sind immer die Stunde der Wahrheit! Eine im Training gelaufene Zeit lässt nur schwer auf das Wettkampfverhalten schließen. Viel besser ist es, wenn Sie aus Rennen auf mögliche Zeiten auf benachbarten Distanzen hochrechnen. Um diese zu realisieren, muss natürlich das entsprechende Training durchgeführt werden, denn eine gute Zehn-Kilometer-Leistung ist noch keine Garantie für eine gute Marathonzeit. Verglichen werden können dabei nur aktuell gelaufene Zeiten, nicht Bestzeiten von vor fünf Jahren.

Eine erfahrene Marathonläuferin erzielt beispielsweise beim Zehn-Kilometer-Test 54:00 Minuten. Sie kann im Optimalfall auf eine Halbmarathonzeit von 1:59:30 Std. und einen Marathon in etwa 4:12 Std. trainieren.

Unerfahrene Läuferinnen sollten beim Halbmarathon- oder Marathondebüt sicherheitshalber zunächst langsamere Zeiten anstreben und sich zumindest auf der ersten Hälfte der Strecke an der Tabelle oben orientieren. Oft wer-

Halbmarathontraining

den die maximal möglichen Zeiten infolge falscher Vorbereitung, Erkrankung, Unerfahrenheit, ungünstiger Witterung, langsamer Strecke und schlechter Renntaktik oder mangelhafter Motivation nicht erreicht. Eine neue Bestzeit setzt natürlich voraus, dass man im Training fleißig war und im Rennen alles gibt.

Halbmarathontraining

Nachdem Sie sich zur Wettkampfläuferin über zehn Kilometer entwickelt haben, wäre der nächste Schritt, einen Halbmarathon zu schaffen. Das ist eine neue Herausforderung und das sinnvolle Zwischenziel auf dem Weg zum Marathon. Er setzt aber eine noch gründlichere Vorbereitung und mehr Trainingsfleiß voraus.

Mit Geduld und lächelnd zum Ziel

Ein Zehn-Kilometer-Wettkampf ist vielleicht schon nach einem halben Jahr gut machbar. Der Halbmarathon braucht mit durchschnittlich einem Jahr kontinuierlichem Training schon ein wenig mehr Anlauf. Je nach Talent, Trainingsfleiß, Gewicht oder Belastbarkeit des Bewegungsapparats kann es kürzer oder länger dauern. Dabei ist es nicht das Ziel dieses Buches, Sie so schnell wie möglich und mit hohem Verletzungsrisiko zum Ziel durchzuschleusen. Besser: Sie meistern diese Distanzen bei der Premiere mit einem Lächeln und ohne Qual!

Noch fleißiger werden

Das Grundschema des weiteren Trainings bleibt ähnlich wie im letzten Plan, mit dem Sie Ihren ersten Volkslauf bestritten haben. Sie haben bereits viermal pro Woche laufen gelernt und einen 90-minütigen langen Lauf eingeübt. Sie beherrschen bereits das Mischtraining aus Tempo- und ruhigen Läufen. Nun wird der lange Lauf ausgedehnt und die schnellen Einheiten beim Intervalltraining noch wettkampfspezifischer, um Sie ganz gezielt auf die beabsichtigte Renngeschwindigkeit vorzubereiten. Das fleißige Sammeln von ruhigen Kilometern im grünen Bereich ist ähnlich wie beim Marathontraining wichtiger als die

Wo es bei Ihnen Wettkämpfe gibt, erfahren Sie im Internet, im örtlichen Sportgeschäft, bei Vereinen oder Lauftreffs.

Bei Vorbereitungswettkämpfen testen Sie die optimale Rennverpflegung für den Marathon.

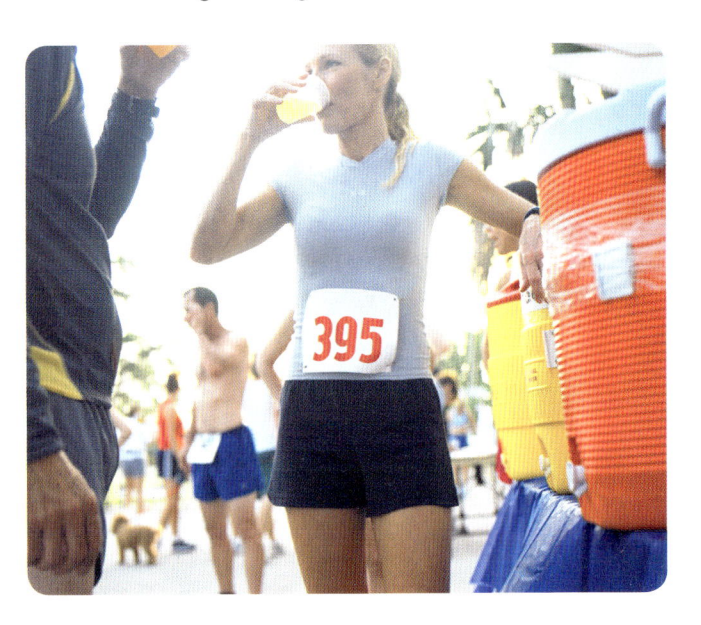

STEP 5 Der Weg zum Halbmarathon

Tempoeinheiten. Hüten Sie sich davor, die Zwischentage zu schnell zu laufen. Dann sitzen die Tempoeinheiten nicht mehr richtig!

Pläne für Halbmarathon

Prinzipiell könnten Sie ausgehend von Ihrer Zehn-Kilometer-Zeit auch die passenden Marathonpläne des nächsten Kapitels nehmen und das Training bis zum Halbmarathon befolgen. Allerdings sollten die langen Läufe besonders bei Novizen nicht über 20 Kilometer gehen. Am Beispiel eines Plans für unter zwei Stunden soll das entscheidende Training in den letzten sechs Wochen vor dem Halbmarathon dargestellt werden. Dafür sollte man als Debütantin ungefähr 51 Minuten im Zehn-Kilometer-Rennen schaffen. Für eine erfahrene Halbmarathonläuferin könnten auch 54 Minuten gerade noch reichen. Welche Halbmarathonzeit zu Ihnen passt, ermitteln Sie aus der Tabelle auf Seite 60. Sie können bei einer anderen Zielzeit als in dem hier dargestellten Plan aber prinzipiell für Ihr Renntempo die Werte der Tabelle auf Seite 58 oder auch die bei einer Leistungsdiagnostik ermittelten Werte einsetzen.

Testwettkampf über zehn Kilometer

Der Plan enthält Tempoeinheiten und 14 Tage vor dem Halbmarathon einen Zehn-Kilometer-Testwettkampf. Im Idealfall finden Sie einen flachen schnellen Zehn-Kilometer-Volkslauf als Generalprobe in Ihrer Nähe. Unter Umständen müssen Sie dafür ein wenig reisen. Ein allein gelaufener harter Zehn-Kilometer-Test kann als Notersatz einen Wettkampf nur vage simulieren. Im Laufe des Plans werden die Tempoabschnitte im Zehn-Kilometer- und im geplanten Halbmarathontempo mehrfach geübt. Im Wettkampf sollten Sie daher bereits auch nach Zwischenzeiten kontrollieren können. Der Puls liegt bei einem voll gelaufenen Halbmarathon etwas niedriger als die Herzfrequenz der anaeroben Schwelle bei ungefähr 85 und bei Profis bis höchstens 90 Prozent des Maximalpulses.

Der lange Lauf am Wochenende

Wer sich beim sonntäglichen langen Lauf in den Wochen zuvor vorsichtig bis auf wenigstens 18 Kilometer an die Halbmarathondistanz herangearbeitet hat, wird mit Ausruhen und vom Adrenalin beflügelt am Wettkampftag die letzten Kilometer auch noch schaffen. Beim langen Dauerlauf und im Halbmarathon muss unterwegs insbesondere bei Wärme ausreichend getrunken werden. Die längeren Tempoeinheiten sollten nicht schneller als 85 Prozent der maximalen Herzfrequenz sein. Im Rennen führt gleichmäßiges Tempo zu besten Resultaten. Ein zu schneller Beginn ist Gift.

Ausführlichere Tipps und Pläne für zehn Kilometer und Halbmarathon für alle Leistungsklassen bekommen Sie in Herbert Steffnys Bestseller »Das große Laufbuch«, ebenfalls im Südwest Verlag erschienen.

Halbmarathontraining

6-Wochen-Plan für **Halbmarathon** – Zielzeit **1:59 Stunden**

1. Woche (44 km)

Tag	Training	ca. km
Mo	–	–
Di ▶▶	Tempolauf 8 km, ca. 6 Min./km (85 % maxHF)	12
Mi	–	–
Do	Ruhiger DL 65 Min. (75 % maxHF)	10
Fr	–	–
Sa	Ruhiger DL 55 Min. (75 % maxHF)	8
So ▶	Langsamer langer DL 100 Min. (70 % maxHF)	14

2. Woche (45 km)

Tag	Training	ca. km
Mo	–	–
Di ▶◆▶	3 x 1000 m in 5:20 Min. (400 m Trabpause)	10
Mi	–	–
Do ▶▶	Tempolauf 6 km, ca. 6 Min./km (85 % maxHF)	11
Fr	–	–
Sa	Ruhiger DL 55 Min. (75 % maxHF)	8
So ▶	Langsamer langer DL 115 Min. (70 % maxHF)	16

3. Woche (49 km)

Tag	Training	ca. km
Mo	–	–
Di ▶◆▶	3 x 2000 m in 11:18 Min. (HM-Tempo, 6 Min. Pause)	11
Mi	–	–
Do ▶▶	Tempolauf 6 km, ca. 6 Min./km (85 % maxHF)	11
Fr	–	–
Sa	Ruhiger DL 55 Min. (75 % maxHF)	8
So ▶	Langsamer langer DL 130 Min. (70 % maxHF)	19

4. Woche (36 km)

Tag	Training	ca. km
Mo	–	–
Di ▶◆▶	3 x 1000 m in 5:20 Min. (400 m Trabpause)	10
Mi	–	–
Do	Jogging 50 Min. (70 % maxHF), Steigerungen	7
Fr	–	–
Sa	Jogging 30 Min. (70 % maxHF), Steigerungen	4
So ▶▶	10-km-Testrennen (Zielzeit mindestens 54 Min.)	15

5. Woche (45 km)

Tag	Training	ca. km
Mo	–	–
Di	Jogging 60 Min. (70 % maxHF)	9
Mi	–	–
Do	Ruhiger DL 65 Min. (75 % maxHF)	10
Fr	–	–
Sa ▶	Langsamer langer DL 130 Min. (70 % maxHF)	17
So	Jogging 60 Min. (70 % maxHF)	9

6. Woche (49 km)

Tag	Training	ca. km
Mo	–	–
Di ▶◆▶	4 x 2000 m in 11:18 Min. (HM-Tempo, 6 Min. Pause)	13
Mi	–	–
Do	Jogging 50 Min. (70 % maxHF), Steigerungen	7
Fr	–	–
Sa	Jogging 30 Min. (70 % maxHF), Steigerungen	4
So ▶▶	**Halbmarathon** (Zielzeit 1:59 Min.)	25

% maxHF = Prozent der maximalen Herzfrequenz; **DL** = Dauerlauf ▶ = langer Dauerlauf ▶▶ = Tempolauf oder Wettkampf ▶◆▶ = Intervalltraining oder Wiederholungsläufe. Bei Wettkämpfen und Tempoeinheiten sind bei den Tageskilometern Kilometer für langsames Ein- und Auslaufen mit eingerechnet; weitere Erläuterungen im Text

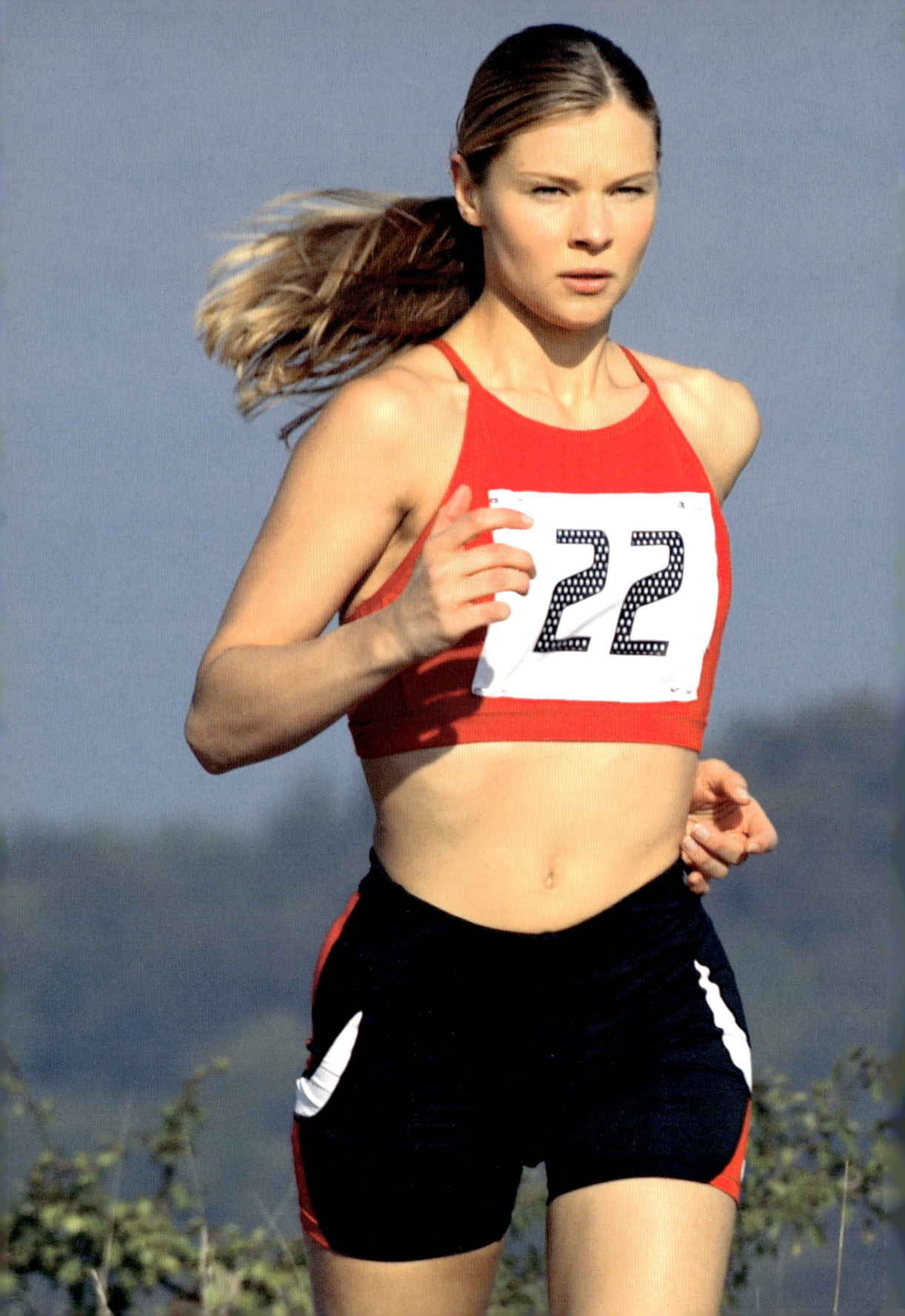

STEP 6

Marathon-training

Marathon – das wird kein leichter Sonntagsspaziergang! Aber mit Geduld und Fleiß ist das anspruchsvolle Ziel nicht unerreichbar. Marathon bedeutet eine ganzheitliche Reise, einen langen Lauf zu sich selbst. Die Lauflegende Emil Zatopek sagte einmal: »Willst Du laufen lernen, dann laufe eine Meile, wenn Du aber ein neues Leben kennen lernen willst, dann laufe einen Marathon!« Wer mit Beharrlichkeit diese Herausforderung bewältigt, kann auch alles andere!

STEP 6 Marathontraining

Sind **Sie bereit** für **Marathon?**

Warnung: Wer Marathon nicht richtig vorbereitet, wird sich quälen oder scheitern. Sie bekommen ihn nicht geschenkt! Außerdem sind nicht wenige trotz Trainingsfleiß bei dieser Distanz orthopädisch überfordert. Natürlich kann man sich mit schlechter Vorbereitung, von Verletzungen geplagt und mit deprimierenden Gehpausen irgendwie über die Strecke würgen, aber das kann nicht das Ziel gewesen sein. Die Königsdisziplin sollte man sich so gewissenhaft erarbeiten, dass man das Ziel verletzungsfrei, glücklich und stolz über die eigene Leistung erreicht.

Die Eingangsvoraussetzungen

Sie sollten sich auch bewusst sein, dass Sie in den letzten zwei Monaten mehr Zeit in Ihr Ziel Marathon investieren müssen. Organisieren Sie Ihr privates und berufliches Umfeld vorausschauend so, dass Sie zusätzlichen Stress vermeiden.

Je mehr Respekt Sie haben, sich Zeit lassen und je fleißiger Sie trainieren, umso wahrscheinlicher wird Marathon ein Erfolgserlebnis werden. Ein sporterfahrener Arzt sollte einige Monate vorher grünes Licht gegeben haben. Überflüssige Pfunde wurden bereits reduziert. Gut wäre es, wenn man in einer Laufgruppe ähnlicher Leistungsstärke mittrainieren könnte. Überprüfen Sie Ihre Laufschuhe und ersetzen ausgelatschte Treter, denn das umfangreichere Training bedeutet auch erhöhten orthopädischen Stress. Viel Schlaf, gute Ernährung und Gymnastik sind trainingsbegleitend notwendig.

Geduld, Fleiß, Kontinuität

Für die meisten ist eine konsequente Vorlaufphase von wenigstens einein- halb Jahren sinnvoll. Jahrelanges kontinuierliches Training auch im Winterhalbjahr zahlt sich aus. Der Bewegungsapparat braucht für die notwendige orthopädische Stabilität Monate bis Jahre. Eliteläufer erreichen ihren Zenit selten vor fünf Jahren Ausdauertraining. Von Einheitsplänen wie von Null auf Marathon in einem oder sogar einem halben Jahr, eventuell noch mit Erfolgsgarantie, ist nicht viel zu halten.

Marathontraining im Jahreslauf

Zur Vorbereitung gehört bereits vor den folgenden Zehn-Wochen-Plänen ein Trainingslevel von wenigstens drei bis vier Einheiten pro Woche bei nahezu ganzjährigem kontinuierlichem Training. Allerdings sollten Sie nicht über das ganze Jahr vollkommen gleichförmig trainieren. Einerseits lassen das

Marathontraining im Jahreslauf

die Jahreszeiten witterungsbedingt nicht zu, andererseits gilt es für den Saisonhöhepunkt topfit zu sein und sich dann wieder auszuruhen. Der Jahresablauf wird also in unterschiedliche Abschnitte unterteilt. Freizeitläufer werden in der Regel einen Marathon im Frühjahr und Herbst laufen. Mehr ist bei vollem Einsatz nicht ratsam.

Erst Grundlage, dann Tempo

Die Trainingsabschnitte haben meist die Abfolge: zuerst ein mehrmonatiger Abschnitt, in dem das Training der allgemeinen Grundlagenausdauer im Vordergrund steht, danach folgt in den letzten sechs bis acht Wochen vor dem Marathon eine Phase mit vermehrt längeren Läufen, wettkampfspezifischen Tempoeinheiten und Vorbereitungswettkämpfen, und nach dem Marathon oder einer ganzen Wettkampfsaison regeneriert man in einer etwa vierwöchigen Übergangsperiode.

Marathontraining im Winter

Das Wintertraining ist für erfahrene Marathonläufer die Basis für die ganze nächste Saison. Nach dem Herbstmarathon ist der Körper an seiner Grenze angelangt. Das Immunsystem, der Bewegungsapparat und auch das Hormonsystem sind angeschlagen. Höchste Zeit, ein paar Wochen ruhiger zu treten, um bei deutlich weniger Training, wie dreimal Jogging bis maximal eine Stunde, physisch und psychisch Kraft zu tanken. Auch Radfahren käme alternativ in Betracht. Jetzt ist auch der richtige Zeitpunkt, das Trainingstagebuch auszuwerten, die letzte Saison kritisch zu analysieren und sich Gedanken zu einem gezielten Aufbau für das nächste Jahr zu machen.

Ausdauer vielseitig trainieren

Wer einen Frühjahrsmarathon plant, sollte im Dezember den Schwerpunkt auf aerobes Ausdauertraining legen. Dabei sollte keineswegs nur gelaufen werden. Empfehlenswert und eine Abwechslung für Kopf und Beine sind daneben Schwimmen, Radfahren, Ballspiele, Gymnastik und Zirkeltraining in

Je solider und umfangreicher das Fundament der Grundlagenausdauer, desto höher und stabiler steht später die Leistungspyramide darauf!

Beim Schwimmen trainieren Frauen spielerisch die beim Laufen vernachlässigte Muskulatur des Oberkörpers.

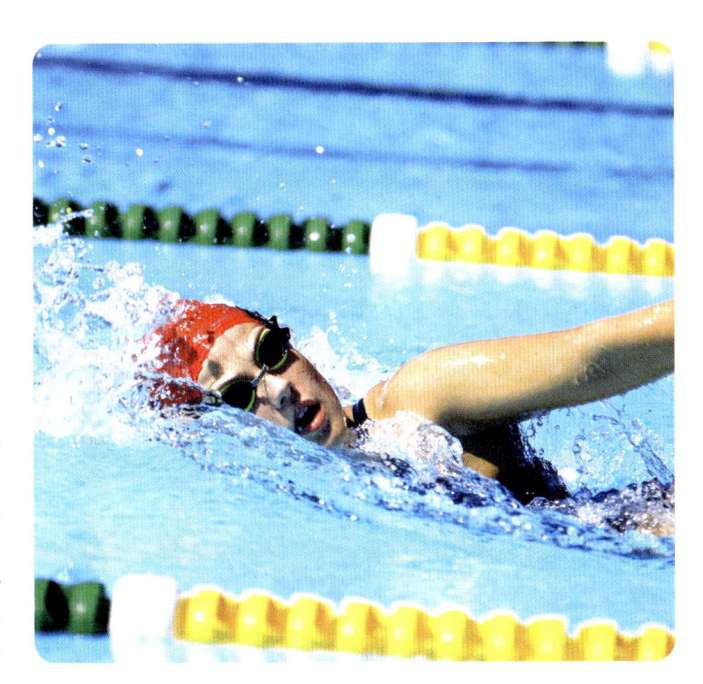

STEP 6 Marathontraining

Bei kaltem Wetter bedeuten schnelle Läufe ein hohes Verletzungsrisiko. Aber selbst an milden Tagen oder im Süden sind harte Tempoeinheiten zu diesem Zeitpunkt bis einschließlich Februar noch gar nicht sinnvoll. Was nutzt Tempohärte, wenn die sehr viel wichtigere aerobe Ausdauer nur halb entwickelt ist?

der Halle und vor allem Skilanglauf, den man bis in den Februar auch in Form eines Höhentrainings betreiben könnte. Spielerisch wird bei diesem vielseitigen Muskeltraining die Koordination geschult und die vielleicht lange vernachlässigte Rumpfmuskulatur auftrainiert, um z. B. Rückenbeschwerden in der Saison vorzubeugen.

Im Winter nicht heizen!

Je nach Leistungsvermögen sollten Sie im Winter drei- bis fünfmal pro Woche laufen. Sie profitieren hinterher vom Zinseszinseffekt der gesammelten Kilometer. Die Betonung liegt auf ruhigen aeroben Dauerläufen im Bereich 65 bis 75 und wenigen Tempoläufen bis 85 Prozent der maximalen Herzfrequenz. Zwischen zwei bis drei Belastungswochen sollten immer einige Regenerationstage eingebaut werden.

Fahrtspiel und Crosslauf

Erst nach wenigstens drei Monaten ruft dieser umfangorientierte Trainingsblock im Körper die gewünschte Anpassung hervor. Muskeln und Enzymsysteme lassen sich dagegen schnell auftrainieren; dafür braucht man vielleicht nur sechs Wochen. Beginnen Sie nicht vor März mit vermehrt härteren Tempoeinheiten, wenn der Marathon im April oder Mai ist.
Einmal pro Woche darf es auch im Winter flotter sein! Als Tempospritze kommt neben aerobem Tempodauerlauf ein Gelände und Wetter angepass-

14-Tage-Wintertraining einer Marathonläuferin*

Bestzeit 3:45 Stunden

1. Woche (53 km)

Tag		Training	ca. km
Mo		–	–
Di		Ruhiger DL 60 Min. (75 % maxHF)	10
Mi	▶▶	Tempo-DL 8 km (80–85 % maxHF), Ein- und Auslaufen	11
Do		–	–
Fr		Ruhiger DL 60 Min. (75 % maxHF)	10
Sa		–	–
So	▶	Langer langsamer DL (70 % maxHF)	22

2. Woche (41 km)

Tag		Training	ca. km
Mo		–	–
Di	▶•▶	60 Min., darin 30 Min. Fahrtspiel (70 bis über 90 % maxHF)	11
Mi		Ruhiger DL 60 min (70 % maxHF)	10
Do		–	–
Fr		Jogging 30 Min. (70 % maxHF), Steigerungen	5
Sa		–	–
So	▶▶	Cross- oder Volkslauf über 10 km	15

DL = Dauerlauf ▶ = langer Dauerlauf ▶▶ = Tempolauf oder Wettkampf ▶•▶ = Intervalltraining oder Wiederholungsläufe. Bei Wettkämpfen und Tempoeinheiten sind bei den Tageskilometern Kilometer für langsames Ein- und Auslaufen mit einberechnet; weitere Erläuterungen im Text

tes Fahrtspiel und alle paar Wochen eine Teilnahme an einem Volks- oder Crosslauf in Frage. Letzterer schult im Gelände auf Matsch und Schnee Koordination, taktische Krafteinteilung und die Willensstärke, sich auch widrigen Bedingungen zu stellen.

Im Spätwinter mehr Tempo

Bei Minustemperaturen sollten schnelle Trainingseinheiten durch leichtes Fahrtspiel ersetzt werden. Bei sehr kaltem Wetter wie z. B. minus 10 °C ist ein Dauerlauf eher angebracht. Tempo können Sie noch nachholen, mangelnde Trainingsumfänge nicht mehr! Jede Woche sollte einen langen langsamen Dauerlauf beinhalten, der im März bereits über zwei Stunden reichen sollte. Profis können das schon im Januar. Wenn das Wetter Anfang März milder ist, wird das spezielle Marathontraining im Rahmen der folgenden Zehn-Wochen-Pläne angeschlossen.

Die heiße Phase vor dem Marathon

Das bedeutet mehr aerobe Tempodauerläufe oder lange Intervalltrainings wie fünfmal 2000 und später sogar dreimal 5000 Meter im geplanten Marathontempo. Der lange Lauf wird mehr und mehr Routine und kann später auch schneller als Crescendo oder im Rahmen des eingeplanten Halbmarathons durchgeführt werden. Basistraining bleibt zwischen den Leistungs-

tagen der ganz ruhige Dauerlauf. Drei bis vier Wochen vor dem Marathon erfolgt der Halbmarathon als Generalprobe und Test, den Sie maximal laufen sollten. Dieser wurde wiederum durch einen oder zwei Zehn-Kilometer-Wettkämpfe vorbereitet. In den letzten zehn Tagen laufen Sie weniger. Der letzte nicht mehr ganz so lange und langsame Lauf soll spätestens eine Woche vor dem Marathon erfolgen.

Danach kurze Wettkämpfe

Nach dem Frühjahrsmarathon sind zunächst einige Wochen aktive Regeneration angebracht. Bis zum Umstieg in das erneute Marathontraining im Spätsommer könnten Sie sich im Mai und Juni um Ihre Zehn-Kilometer-Bestzeit kümmern. Eine derartige Trainingsperiodisierung ist nach einem eher kilometerorientierten Wintertraining sogar sehr Erfolg versprechend. Auf dieser aeroben Ausdauerbasis sitzt das Intervalltraining für zehn Kilometer bei deutlich vermindertem Umfang viel besser. Aber auch im Sommer sollte einmal wöchentlich die aerobe Ausdauer durch einen langsamen längeren Lauf über rund 90 bis 120 Minuten weiter trainiert werden.

Biken und Berglauf im Sommer

Freizeitläufer und Einsteiger laufen lieber einen Herbstmarathon, da ihnen das Wintertraining schwerfällt. Ver-

Wer im Winter pausiert oder nur gelegentlich läuft, erreicht beim Herbstmarathon sein Potenzial nicht mehr. Wer dagegen auch im Winter fleißig Kilometer sammelt, wird in der nächsten Saison einen deutlichen Leistungsschub erfahren.

STEP 6 Marathontraining

nachlässigt man aber das Training in der kalten Jahreszeit, fängt man im Frühling weit unten an. Die Vorbereitung vorläuft prinzipiell ähnlich. Auf Grundlagenausdauer folgt das spezielle Marathontraining. Im Sommer kann es insbesondere bei den langen Läufen unangenehm heiß sein. Sie können zur Verbesserung der Grundlagenausdauer neben dem Lauftraining auch Rennrad oder Mountainbike fahren. Bergläufe oder Bergsteigen in Kombination mit einem Laufurlaub im Gebirge wären eine prima Ergänzung. Sie entgehen damit der drückenden Schwüle der Täler.

Liegt Ihr Marathon im Oktober, würden Sie aus dem Basistraining Anfang August wieder in die Zehn-Wochen-Pläne zur Vorbereitung einsteigen.

Mit Geduld durch die Mauer

Geduld, Fleiß und Disziplin brauchen Sie in der Vorbereitung und auch im Rennen, sonst laufen Sie in die berüchtigte »Mauer« wo der »Mann mit dem Hammer« wartet. Der gefürchtete Einbruch, Hungerast oder die Stoffwechselmauer im Rennen, aber auch gesundheitliche Probleme im Vorfeld des Marathons sind durch eine planvolle Herangehensweise vermeidbar. Haben Sie …

- genügend Vorbereitungszeit mit kontinuierlichem Lauftraining gehabt?
- zuvor einen medizinischen Check-up gemacht?
- gesund und unverletzt die letzte Trainingsphase begonnen?
- Ihr Gewicht bereits reduziert?
- sich zu Beginn neue, stabile Laufschuhe besorgt?
- ausreichend Kilometer gelaufen?
- langsam genug trainiert, um den Fettstoffwechsel zu üben?
- genug von den wichtigen langen Läufen gemacht?
- bereits Wettkampferfahrung?
- aber auch nicht zu viele Rennen vorher bestritten?
- auch flache Strecken mit Asphalt trainiert?
- die letzte Woche genügend ausgeruht?
- Ihre Wasser- und Glykogendepots aufgefüllt?
- die beabsichtigte Laufzeit dem Wetter und der Strecke angepasst?
- Ihre geplante Kleidung der erwarteten Witterung angepasst?
- Ihre Laufschuhe und Rennkleidung zuvor bereits getestet?
- am Renntag keine Erkrankung, Fieber?
- sich am Start zurückgehalten und sind nicht zu schnell losgelaufen?
- unterwegs gegessen und getrunken?

Marathontrainingspläne

Für diesen Abschnitt wird die Kenntnis der Kapitel »Trainingssteuerung« (Seite 29ff.) und »Der Weg zum Halbmarathon« (Seite 53ff.) vorausgesetzt. Sie laufen schon längere Zeit regelmäßig und können auch als Marathoneinsteigerin problemlos drei-, besser viermal in der Woche laufen. Der längste Lauf hat sich zehn Wochen vor dem Marathon bereits ohne Schwierigkeiten über wenigstens 18 Kilometer erstreckt. Sie sind auf kurzen Strecken bereits wettkampferfahren oder bestreiten mit den folgenden Plänen vielleicht die ersten Rennen über zehn Kilometer und Halbmarathon. Die Marathonpläne gehen von einem normalen Wochenarbeitsrhythmus aus.

Marathontrainingspläne

Mehr, langsam, länger

Während ein Halbmarathon noch einigermaßen aus dem Training für zehn Kilometer zu laufen ist, benötigt ein Marathon mental, aber auch physiologisch spezielle Trainingsmethoden. Die wichtigsten Zutaten für Ihr Marathontraining sind:

- Wesentlich längere Läufe
- Erhöhter Trainingsumfang
- Langsameres Trainingstempo
- Nur wenige Tempoeinheiten

Der lange Lauf

Der lange Lauf sollte für einen flachen Citymarathon auf einer flachen Strecke mit zunächst überwiegend Naturboden, später mit zunehmenden Asphaltabschnitten trainiert werden. Das Tempo sollte mit rund 70 Prozent des Maximalpulses deutlich langsamer als bei den kürzeren Dauerläufen sein. Steigern Sie immer nur in kleinen Schritten. Versuchen Sie nicht gleich, 30 Kilometer in der ersten Trainingswoche auszuprobieren. Das Verletzungsrisiko ist viel zu groß.

Ziel der immer länger werdenden Läufe ist die Vergrößerung des Glykogendepots, die Optimierung des Fettstoffwechsels, orthopädische Gewöhnung – und auch, die Angst vor der langen Strecke zu verlieren. Wer sich als Marathoneinsteigerin zwei Wochen vor dem Marathon vorsichtig bis auf 30 Kilometer vorgearbeitet hat, wird mit Ausruhen und von Adrenalin, Mitläufern und Zuschauern beflügelt am Wettkampftag die letzten zwölf Kilometer auch schaffen.

Aufbauwettkämpfe und Testrennen

Nicht wenige laufen Marathon leider ohne vorherige Wettkampferfahrung. Bei den in den Plänen eingebauten Vorbereitungsrennen lernen Sie vorzeitig Taktik wie gleichmäßige Renneinteilung nach Zwischenzeiten, Getränkeaufnahme, und Sie testen aus, wie Sie überhaupt unter Adrenalin reagieren. Diese Wettkämpfe dienen darüber hinaus als Test fürs Material, Generalprobe und natürlich auch als Aufbaurennen für den Marathon selbst. Suchen Sie besonders für den Halbmarathon rechtzeitig passende Termine im Volkslaufkalender heraus. Die Strecken sollten richtig vermessen sein und so gut wie möglich den Bedingungen des Marathon gleichen. Das wird also meist ein flacher Straßenlauf sein. Dafür müssen Sie eventuell am betreffenden Wochenende reisen.

Nur zur Not sollten Sie den Halbmarathon als Tempolauf im Alleingang oder mit erfahrenen Freunden auf der Straße ersetzen.

Einsteiger – welche Zeit anstreben?

Das einzige Ziel für den ersten Marathon ist, gut durchzulaufen und anzukommen! Die Zeit ist vorerst zweitran-

> Am wichtigsten sind aerobe Dauerläufe. Der Anteil des Tempotrainings inklusive der Vorbereitungswettkämpfe über zehn Kilometer und Halbmarathon spielt eine geringere Rolle. Nur fünf Prozent werden insgesamt im Wettkampftempo oder schneller gelaufen. Das gilt auch für Eliteläuferinnen. Das Harte am Marathontraining ist nicht die Intensität, sondern die hohe Kilometerzahl!

STEP 6 Marathontraining

Machen Sie nicht den weit verbreiteten Fehler, nach einem zu schnellen Plan zu trainieren. Die Gefahr sich zu überfordern, sich vielleicht sogar zu verletzen, ist zu groß. Sollten Sie bei Ihrer errechneten Marathonzeit zwischen zwei Plänen liegen, müssen Sie zwischen beiden interpolieren und Ihre errechneten Zeiten beim Training einsetzen.

gig. Sie haben beim zweiten Versuch genug Erfahrung, mehr zu riskieren und schneller zu laufen. Marathon kann man vorher nicht simulieren. Es bleibt auch für Profis immer ein Abenteuer. Aus den auf Seite 59 und 60 vorgestellten Umrechnungstabellen können Sie aus einem Zehn-Kilometer- oder Halbmarathontest Ihre mögliche Marathonzeit als erfahrene Läuferin oder Debütantin hochrechnen. Die langsamere, aber realistische Zeit für Debütantinnen berücksichtigt verschiedene Umstände. Sie wissen noch gar nicht, ob Sie überhaupt ein Langzeitausdauertyp sind. Weiterhin sind dabei auch Getränkeaufnahme, kleine Fehler und Faktoren wie Hitze oder mentale Einbrüche einberechnet. Der Sicherheitsabschlag für das Marathondebüt einer hochtalentierten, kampfprobten Eliteläuferin ist folglich geringer als bei einer unerfahreneren Hobbyläuferin.

Welchen Plan auswählen?

Nach Ihrer momentanen Zehn-Kilometer-Wettkampfzeit ermitteln Sie Ihre maximal mögliche Marathonzeit und nehmen den Zehn-Wochen-Plan, der am nächsten kommt. Auch eine Marathonnovizin würde sich nach diesem Plan vorbereiten, aber am Renntag zunächst in der ersten Hälfte auf die langsamere Debützeit loslaufen. Geht's ihr dann noch prima, kann sie immer noch beschleunigen. Eine erfahrene Marathonläuferin dagegen könnte bei voller Gesundheit, günstiger Witterung, flacher Strecke und nach gut verlaufenem Training tatsächlich die optimal mögliche Zeit versuchen. Spätestens beim dritten Marathon sind Sie erfahren und werden mit eigenen Trainingsvarianten experimentieren können. Die folgende Tabelle gibt Ihnen eine Übersicht zur Trainingsgestaltung je nach Marathonzielzeit.

Mögliche Variationen

Sollten Sie in der glücklichen Lage sein, mehr Zeit aufwenden zu können, können Sie an einem passenden freien Tag das Training mit einem ganz ruhigen Dauerlauf von 30 bis maximal 60 Minuten erweitern. Alternativ könnten Sie auch eine lockere Radtour von ein bis zwei Stunden einplanen. Bedenken Sie aber umsichtig bei allen Veränderungen im Trainingsplan, was das für eine Auswirkung für die Regeneration vom Vortag und für das kommende Training hat. Das Gleiche gilt auch, wenn es bei Ihnen an einem Trainingstag super läuft! Manche laufen dann plötzlich schneller oder wesentlich länger, als im Plan vorgesehen. Dadurch kann das ganze Trainingskonzept wie ein Kartenhaus zusammenfallen.

Sollten Sie als Wettkampfneuling bei einem richtig vermessenen Zehn-Kilometer-Testwettkampf einige Wochen vorher feststellen, dass Sie eigentlich viel schneller laufen können als gedacht, können Sie mit Fingerspitzengefühl in einen schnelleren Marathonplan wechseln. Das Gleiche gilt auch

Übersicht Marathonpläne – Trainingsaufwand und -tempo

Zielzeit h:min	10-km-Zeit mindestens	Einheiten pro Woche	km/Wo. ca.	Jogging[1] Zeit/km	Dauerlauf Zeit/km	Tempolauf Zeit/km	Renntempo Zeit/km
um 5:40	64:00	4	45	7:30	7:20	–	7:30[2]
um 5:15	64:00	4	45	7:20	7:05	6:45	7:12[3]
um 4:59	62:00	4	45	7:10	6:55	6:30	6:55[4]
um 4:40	59:00	4	45	7:00	6:45	6:15	6:30[5]
um 4:20	55:43	4	52	6:50	6:30	6:00	6:10
um 3:59	51:13	4	55	6:40	6:15	5:50	5:39
um 3:45	48:13	4	63	6:30	6:00	5:30	5:19
um 3:29	44:48	5	70	6:20	5:50	5:10	4:57
um 3:15	41:48	6	82	6:00	5:40	4:50	4:37
um 2:59	38:22	7	110	5:40	5:20	4:30	4:15

[1] Hierzu gehören auch das Warm- und Auslaufen
[2] in 7:30/km gelaufen, es sind 23 Min. für Gehpausen an den Getränkestationen eingerechnet
[3] in 7:12/km gelaufen, es sind 11 Min. für Gehpausen an den Getränkestationen eingerechnet
[4] in 6:55/km gelaufen, es sind 7 Min. für Gehpausen an den Getränkestationen eingerechnet
[5] in 6:30/km gelaufen, es sind 6 Min. für Gehpausen an den Getränkestationen eingerechnet

umgekehrt, wenn Sie die Wettkampfvorgaben trotz optimaler Rahmenbedingungen nicht schaffen. Dann sind Sie im falschen, zu schnellen Plan.

Der erste Marathon

Für den ersten Marathon sollten Sie eine Strecke aussuchen, die vom Profil und voraussichtlichem Wetter keine unerwarteten Schwierigkeiten birgt. Bestes Marathonwetter ist im Frühjahr und Herbst, wenn es weder zu kalt noch zu heiß ist. Die großen Citymarathons sind in der Regel hervorragend organisiert. Seite an Seite mit Tausenden von Mitstreitern vor einigen hunderttausend applaudierenden Zuschauern kann das ein motivierendes Rauscherlebnis werden. Wenn Ihnen aber das Gedrängel und der Rummel nicht liegen, kann die Premiere bei einem kleinen Marathon in der Provinz sogar empfehlenswerter sein. Eine Strecke unweit der Heimat lockt eher unterstützende Freunde und Familienmitglieder an die Strecke. Vielleicht begleitet Sie ein erfahrener Läufer?

Einsteigerpläne – gut ankommen!

Sie laufen im Zehn-Kilometer-Wettkampf langsamer als 60 Minuten oder kennen Ihre Wettkampfzeit gar nicht, weil Sie noch nie ein Rennen gelaufen

Fürs erste Mal eher kritisch: Zu einem Debüt bei einem Exotenrennen in der Ferne kommen möglicherweise Reisestress, Zeit-, Essens- und Klimaumstellung noch erschwerend zu den Marathonanstrengungen hinzu.

STEP 6 Marathontraining

In Deutschland, der Schweiz und in Österreich gab es im Jahr 2006 rund 200 Marathons. Während bei uns erst ein Frauenanteil von 20 Prozent erreicht wird, ist dieser in den USA mit 33 Prozent (New York), 40 Prozent (Chicago) und 50 Prozent (Honolulu) viel höher! Marathonläuferinnen sind bei uns durchschnittlich 40 Jahre alt.

sind? Beim durchschnittlichen Joggen haben Sie etwa einen Kilometerschnitt von 7:00 Minuten oder langsamer? Dann finden Sie zwei Varianten: zunächst einen Plan auf 5:40 Stunden, der für noch übergewichtige, langsame Einsteigerinnen besser geeignet ist. Er ist vollkommen ohne Tempoeinheiten, aber mit zwei notwendigen Wettkämpfen über zehn Kilometer und Halbmarathon. Bei den langen Trainingsläufen am Sonntag, die bis zu 30 Kilometer reichen, sind einige Gehpausen eingeplant. Sie simulieren die sinnvollen Gehpausen an den Getränkestationen im Marathon. Diese sind im Rennen auch bei den Einsteigerplänen bis 4:45 Stunden einkalkuliert.

Der andere Plan auf 5:15 Stunden ist mit erfolgversprechenderem variablerem Training mit Tempoläufen für etwas ehrgeizigere Einsteigerinnen. Beide Pläne zielen allerdings darauf ab, den Marathon überhaupt nur zu schaffen. Für fortgeschrittene Debütantinnen oder etwas erfahrenere, schnellere Läuferinnen ist der 4:59-Stunden-Trainingsplan gedacht. Dabei taucht erstmals auch Intervalltraining auf.

Beispiel – Marathon unter 4:00 Stunden

Die weiteren Pläne sollen an Beispielen vom Prinzip her erläutert werden. Wer etwa eine Marathonzeit unter 4:00 Stunden anstrebt, sollte über zehn Kilometer wenigstens 51:00 Minuten laufen können. Damit sind bei optimalen Bedingungen 3:59 Stunden erreichbar. Für das Debüt sollte man bei dieser Vorleistung zunächst um 4:25 Stunden anstreben. Eine Novizin müsste wenigstens 47 Minuten auf zehn Kilometer oder 1:49 Stunden auf Halbmarathon schaffen, um gleich beim ersten Mal die 4:00-Stunden-Grenze zu knacken.

Die 3:59-Läuferin startet mit einem Ausgangsniveau von viermal Training mit wenigstens 40 bis 45 Kilometer pro Woche. Sie hat im vorhergehenden Training bereits um die 20 Kilometer am Stück bewältigt. Sie ist in der Regel zumindest auf kürzeren Distanzen schon wettkampferfahren.

Im Verlauf des Plans wird das Pensum im Durchschnitt auf 55 Kilometer in vier Einheiten pro Woche erhöht. In der ersten bis vierten Woche wird zunächst der Trainingsumfang gesteigert und gleichzeitig der sonntägliche lange ruhige Dauerlauf stufenweise auf 27 Kilometer verlängert, um in der achten Woche schließlich 32 Kilometer zu erreichen. Der flotte Dauerlauf verlängert sich von zunächst 5 auf 7 Kilometer in der 2. Woche, um dann in der 3., 5. und 7. Woche von zwei Zehn-Kilometer-Aufbau- und Testwettkämpfen und dem Halbmarathon als Generalprobe abgelöst zu werden. Die kürzeren 1000-Meter-Intervalle in der 3. Woche trainieren überlappend die Zehn-Kilometer-Unterdistanz. Das Marathontempo wird abschließend in der 9. Woche in drei 4000-Meter-Abschnitten geübt.

Marathontrainingspläne

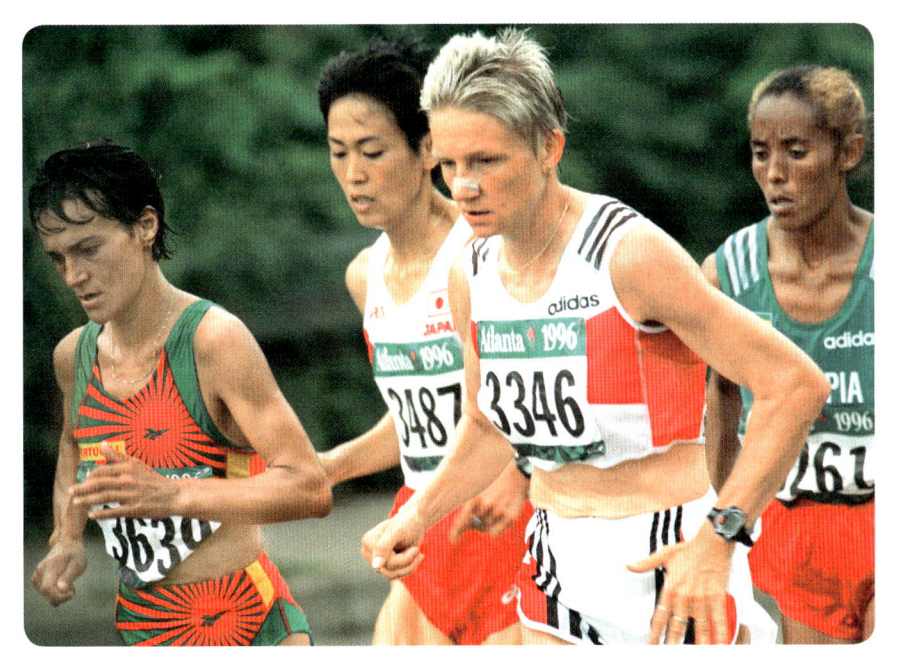

Für Weltklasseläuferinnen wie Katrin Dörre (vorne; deutsche Rekordhalterin in 2:24:35 und Olympiadritte) zielt das ganze Training auf Meisterschaften und Citylaufprämien ab.

Beispiel – Marathon unter 3:00 Stunden

Wer als Frau die begehrte Dreistundenschallmauer unterbietet, gehört schon zum erweiterten Kreis der leistungsorientierten nationalen Spitzenklasse. Es geht es bereits um Pokale, Titel oder sogar Preisgelder! Das Training ist aufwändiger als bei Männern der gleichen Leistungsklasse. Dazu gehören eine Portion Talent und jahrelanger Trainingsfleiß. Diese Spitzenläuferinnen verfügen über reichlich Wettkampferfahrung und sind in der Regel in Sportvereinen organisiert. Über den Winter wurde eine gute aerobe Grundlagenausdauer erworben. Die Ausgangsbasis vor dem Zehn-Wochen-Plan sollte fast tägliches Training sein. Der längste Dauerlauf erreichte bereits rund 25 Kilometer. Das Leistungsvermögen über zehn Kilometer sollte bei erfahrenen Marathonläuferinnen mindestens 39 Minuten betragen.

Tägliches Training

Der wöchentliche Umfang erreicht bis 131 Kilometer. Die Drei-Stunden-Läuferin trainiert fast jede Woche einen langen Lauf um 30 Kilometer. Zunächst ist es das Ziel, diese Distanz bei ruhigen Läufen sicher zu beherrschen, später wird im Rahmen der Belastungssteigerung auch das Tempo variiert. Die 2:59-Stunden-Läuferin verfügt über eine breitere Palette an Trainingsmitteln und Geschwindigkeiten als die 3:59-Läuferin oder Einsteigerin. Beim

Bei täglichem Training ist ein optimales Zeitmanagement notwendig. Bitten Sie Ihre Familie vorübergehend um Verständnis und Kooperation. Legen Sie den Urlaub in die spezielle Vorbereitungsphase und organisieren Sie ein Trainingslager. Rechnen Sie mit wenigstens einer Stunde mehr Schlaf pro Nacht.

STEP 6 Marathontraining

Mentale Vorbereitung und entsprechende schwierige Trainingsaufgaben haben einen hohen Stellenwert, denn die Entscheidung über Sieg und Niederlage fällt oft im Kopf. Kleinere Aufbauwettkämpfe können aus dem Training heraus oft ohne vollen Einsatz gewonnen werden.

Crescendo der sechsten Woche wird alle zehn Kilometer das Tempo erhöht. Das Marathontempo von rund 4:15 pro Kilometer wird mehrfach in längeren Intervallen geübt. Ein Zehn-Kilometer- und ein Halbmarathontest gehören auch bei diesem Plan ins Vorbereitungsprogramm.

Das Training der Marathonprofis

Unter 2:30 Stunden beginnt der Kreis der Weltklasseläuferinnen. Während die 2:59-Stunden-Marathonläuferin noch im Büro sitzt und nach der Arbeit im Winter in der Dunkelheit mühsam ihre Kilometer sammelt, hat die Spitzenläuferin schon ihre zweite Einheit bei bestem Wetter im Trainingslager im Süden hinter sich. Der gesamte Tagesablauf dreht sich um den Fulltimejob Leistungssport. Nur wenige arbeiten noch nebenbei. Sie verdient als Profi entweder selbst genug oder erhält von Staat und Verband für den Einsatz im Nationaltrikot Fördermittel oder wird wie die erfolgreichen Japanerinnen vom Arbeitgeber großzügig freigestellt.

Erfolgreiche Spitzenläuferinnen verfügen über eine besondere genetische Veranlagung für Ausdauerleistungsfähigkeit und sind orthopädisch und mental robust genug, die Wochenprogramme von 200 bis 300 Kilometer zu schaffen. Die Anpassungen auf höchstem Niveau sind über jahrelanges Training erworben worden.

Countdown auf den Marathon

Die vorletzte Woche

Das Kilometerpensum geht deutlich runter. Ausruhen und Feinschliff stehen im Vordergrund.

▶ Gegenüber den Vorwochen sollte der Kilometerumfang um ein Drittel reduziert werden.
▶ Zehn Tage vor dem Marathon sollte eine letzte flotte Einheit exakt im Renntempo erfolgen.
▶ Testen Sie dabei Ihre gesamte Wettkampfausrüstung und laufen auf Asphalt, wenn Sie einen Citymarathon vorbereiten.
▶ Am Wochenende sollte Ihr letzter langer Lauf nur noch ganz locker sein.

Die letzte Woche

Keine Angst, eine Woche ausruhen bringt keinen Leistungsverlust. Die Muskulatur wird locker und leistungsbereit. Wer jetzt noch viel trainiert, kann sich nur noch schaden!

▶ Trainingsumfang in der letzten Woche nochmals halbieren
▶ Locker und kürzer unter einer Stunde joggen
▶ Trainieren Sie, wenn möglich, zur Wettkampfzeit, um den Biorhythmus anzupassen
▶ Ein paar lockere Steigerungen gegen Ende der Läufe durchführen
▶ Vermehrt Dehnungsgymnastik einplanen

Countdown auf den Marathon

- Mehr Schlaf und Ruhezeiten ermöglichen
- Berufliches und privates Umfeld befrieden
- Bei Zeit- und Klimazonenwechsel mindestens drei, besser sieben Tage vorher anreisen
- Bei Flugreisen sind Laufschuhe, Socken und Laufhemd im Handgepäck
- Fußnägel rechtzeitig schneiden

Die letzten drei Tage

Das Training ist beendet. Lenken Sie sich ab, indem Sie die Ausrüstung zusammenstellen (siehe Checkliste in der Umschlaginnenseite)
- Den Kurs studieren oder die Strecke besichtigen
- Spätestens freitags zur Regeneration in die warme Badewanne oder Sauna gehen
- Sorgen Sie in der vorletzten Nacht für viel Schlaf

Der Tag vorher

Spätestens am letzten Tag steigt die Nervosität, eine kontrollierte Vorbereitung vermeidet jetzt unnötigen Stress.
- Möglichst bald die Startunterlagen abholen
- Höchstens eine halbe Stunde Jogging
- Keine ausgedehnten Marathonmessen-, Stadt- und Museumsbesuche
- Organisatorischer Ablauf: wann, wo, wie sein? Wie vom Ziel zurück?
- Betreuungssystem mit Freunden für Kleidung, Getränke, Zwischenzeiten, Aufmunterung, Ziel abstimmen
- Verpflegung unterwegs: Getränk, Gürteltasche, Trinkgürtel besorgen?
- Gleichmäßige Zwischenzeiten auf realistisches Ziel ausrechnen und mit wasserfestem Stift auf Arm oder Startnummer schreiben
- Wetterbericht verfolgen
- Mentale Vorbereitung: Was sagen Sie dem inneren Schweinehund, wenn es hart wird?
- Ein kleines Bierchen kann der Beruhigung dienen, mehr schadet aber!
- Planen Sie vielleicht am Abend etwas Ablenkendes
- Nicht zu spät ins Bett gehen
- Wecker stellen, mit Weckdienst absichern
- Sex ist nicht verboten – aber möglichst stressfrei

Der Morgen davor

Jetzt gibt es kein Zurück mehr. Mit banger Miene schleicht man früh morgens zum Frühstück und zum Start.
- Wenigstens drei Stunden vor dem Start aufstehen
- Letzte leichte Mahlzeit zwei bis drei Stunden vor dem Start essen
- Renntempo und Kleidung dem Wetterbericht anpassen
- Alles meiden, was Sie nicht zuvor ausprobiert haben
- Mixen Sie sich eventuell Ihr Wettkampfgetränk
- Füße, unter den Armen, im Schritt dünn mit Vaseline einreiben

In den letzten Wochen vor dem Marathon darf organisatorisch und mental nichts mehr schief gehen. Die Chance, in dieser sensiblen Phase noch einen Fehler zu korrigieren oder sogar eine Verletzung auszuheilen, ist nur noch sehr gering. Ernährungstipps für diese Phase finden Sie ab Seite 127.

STEP 6 Marathontraining

Ein gleichmäßiger Rennverlauf wird von allen Weltklasseläufern praktiziert und gibt die besten Resultate. Wenn Sie vorsichtiger loslaufen, sozusagen hinten heraus zur Jägerin werden und dann nur überholen, vergessen Sie am Ende Ihre eigenen Schwächen! Haben Sie Geduld!

▸ Zwischenzeitenplan lesen, nehmen Sie sich fest vor, nicht zu schnell loszulaufen
▸ Rechtzeitig zum Start gehen, mögliche Verkehrssperrungen bedenken
▸ Bei kaltem Wetter eine Warmhaltefolie oder alte Wegwerfkleidung mitnehmen
▸ Für das Rennen selbst nicht zu warm anziehen
▸ Getränk in Plastikflasche und Toilettenpapier mitnehmen

Das letzte Stündchen schlägt

▸ Je nach Temperatur 5 bis 10 Minuten ganz langsam warmjoggen
▸ Ein wenig dehnen, Profis laufen ein paar lockere Steigerungen
▸ Reichlich bis eine halbe Stunde vorher trinken
▸ Rechtzeitig in den nach Ihrer Laufzeit zugeteilten Block gehen
▸ Laufen Sie nur in einer Gruppe mit, die genau Ihren Zeitplan läuft
▸ Fester Doppelknoten, aber den Schuh nicht zu eng schnüren!
▸ Vor dem Startschuss nicht mehr durch andere beirren lassen
▸ Keine Wundermittel wie Magnesium vor dem Start schlucken, das kann buchstäblich in die Hose gehen
▸ Keinen Traubenzucker oder ähnlich Süßes in der letzten halben Stunde vor dem Start, das könnte den Zuckerhaushalt stören
▸ Was wollten Sie dem inneren Schweinehund nach Kilometer 30 sagen?

▸ Bei Wärme kurz vor dem Start Wasser zur Kühlung über den Kopf gießen
▸ Kurz vor dem Startschuss abrufen: Ich werde nicht zu schnell loslaufen!
▸ Nach dem Start im Gewühle konzentriert laufen, nicht zu Fall kommen
▸ Bei Überquerung der Startlinie Ihre Stoppuhr auslösen

Im Rennen immer die Nerven behalten

Unter Adrenalin, ausgeruht und beflügelt durch Mitläufer und Publikum starten die meisten zu schnell und verlieren hinten doppelt und dreifach. Der »Mann mit dem Hammer« wartet auf diese Kandidaten!

▸ Im Zweifelsfall lieber zu langsam als zu schnell starten
▸ Nach Herzfrequenz und Zwischenzeiten laufen
▸ Auf die ersten Kilometerschilder achten und Tempo korrigieren
▸ Rechtzeitig an der ersten Station verpflegen
▸ Verpassen Sie keine Getränkestation, notfalls kurz stehen bleiben und im Gehen trinken
▸ Bei Hitze viel Wasser über den Kopf gießen
▸ Aufmerksam die Ideallinie laufen, keinen Meter verschenken
▸ Trink- und Laufstrategie dem sich vielleicht ändernden Wind und Wetter anpassen
▸ Rappeln Sie sich mental in der Endphase solidarisch mit Mitläufern oder am Publikum immer wieder auf

Countdown auf den Marathon

▶ Rufen Sie alles ab, was Sie dem inneren Schweinehund sagen wollten!

Danach läuft es ruhig

So schwer es fällt, gehen Sie nach dem Zieleinlauf durch die Verpflegungs-, Massage- und Servicestationen unbedingt langsam weiter, um den Blutdruck hochzuhalten. Nehmen Sie Ihre verdiente Finishermedaille in Empfang. Besorgen Sie sich so schnell wie möglich warme Kleidung oder Wärmefolie. Die Erkältungsgefahr ist jetzt am größten! Trinken Sie reichlich und essen Bananen o. Ä. Verschieben Sie das wohlverdiente Bier oder Champagner auf den Abend!

Statt Dehnen wären Spazierengehen, eine Massage, Schwimmen oder ein warmes Wannenbad nun optimal. Ihre Muskelfasern, der Bewegungsapparat, das Hormon- und Immunsystem sind jetzt garantiert am Anschlag. Wer sofort ohne Pause weitertrainiert, wird bald ausgepowert sein. In der Woche danach sollten Sie daher nur zwei- bis dreimal zwischen einer halben und höchstens einer Stunde ganz langsam joggen.

Beim Überlaufen des Zielstrichs stehen die Fotografen fürs Erinnerungsfoto. Freuen Sie sich und jubeln Sie am Zielstrich. Zur Not quälen Sie sich ein Lächeln ab.

Zwischenzeitentabelle für Marathon bei konstanter Geschwindigkeit

Strecke in Kilometern										
1	5	10	15	20	21,1	25	30	35	40	42,195
3:32	17:39	35:19	52:58	1:10:37	1:14:30	1:28:17	1:45:56	2:03:36	2:21:15	2:29:00
3:55	19:33	39:06	58:39	1:18:12	1:22:30	1:37:46	1:57:19	2:16:52	2:36:25	2:45:00
4:15	21:13	42:25	1:03:38	1:24:51	1:29:30	1:46:03	2:07:16	2:28:29	2:49:41	2:59:00
4:37	23:06	46:13	1:09:19	1:32:26	1:37:30	1:55:32	2:18:39	2:41:45	3:04:51	3:15:00
4:57	24:46	49:32	1:14:18	1:39:04	1:44:30	2:03:50	2:28:36	2:53:22	3:18:08	3:29:00
5:20	26:40	53:19	1:19:59	1:46:39	1:52:30	2:13:19	2:39:58	3:06:38	3:33:18	3:45:00
5:40	28:19	56:39	1:24:58	1:53:17	1:59:30	2:21:36	2:49:56	3:18:15	3:46:34	3:59:00
6:03	30:13	1:00:26	1:30:39	2:00:52	2:07:30	2:31:05	3:01:18	2:31:31	4:01:44	4:15:00
6:23	31:53	1:03:45	1:35:38	2:07:30	2:14:30	2:39:23	3:11:15	3:43:08	4:15:00	4:29:00
6:45	33:46	1:07:33	1:41:19	2:15:05	2:22:30	2:48:52	3:22:38	3:56:24	4:30:10	4:45:00
7:05	35:26	1:10:52	1:46:18	2:21:43	2:29:30	2:57:09	3:32:35	4:08:01	4:43:27	4:59:00
7:28	37:20	1:14:39	1:51:59	2:29:18	2:37:30	3:06:38	3:43:58	4:21:17	4:58:37	5:15:00
7:48	38:59	1:17:58	1:56:57	2:35:57	2:44:30	3:14:56	3:53:55	4:32:54	5:11:53	5:29:00
8:11	40:53	1:21:46	2:02:39	2:43:32	2:52:30	3:24:24	4:05:17	4:46:10	5:27:03	5:45:00
8:30	42:32	1:25:05	2:07:37	2:50:10	2:59:30	3:32:42	4:15:15	4:57:47	5:40:19	5:59:00
9:00	45:02	1:30:03	2:15:05	3:00:07	3:10:00	3:45:09	4:30:10	5:15:12	6:00:14	6:20:00

STEP 6 Marathontraining

Die letzten 10 Wochen zum **Marathon** – Zielzeit **5:40 Stunden***

1. Woche (36 km)

Tag	Training	ca. km
Mo	–	–
Di	Dauerlauf 45 Min. (in 7:20 Min./km)	6
Mi	–	–
Do	Dauerlauf 60 Min. (in 7:20 Min./km)	8
Fr	–	–
Sa	Dauerlauf 30 Min. (in 7:20 Min./km)	4
So ▸	Langer Dauerlauf 18 km (in 7:30 Min./km, 3 Gehpausen, je 3 Min.)	18

2. Woche (38 km)

Tag	Training	ca. km
Mo	–	–
Di	Dauerlauf 45 Min. (in 7:20 Min./km)	6
Mi	–	–
Do	Dauerlauf 60 Min. (in 7:20 Min./km)	8
Fr	–	–
Sa	Dauerlauf 30 Min. (in 7:20 Min./km)	4
So ▸	Langer Dauerlauf 20 km (in 7:30 Min./km, 3 Gehpausen, je 3 Min.)	20

3. Woche (40 km)

Tag	Training	ca. km
Mo	–	–
Di	Dauerlauf 45 Min. (in 7:20 Min./km)	6
Mi	–	–
Do	Dauerlauf 60 Min. (in 7:20 Min./km), Steigerungen	8
Fr	–	–
Sa	Dauerlauf 30 Min. (in 7:20 Min./km)	4
So ▸	Langer Dauerlauf 22 km (in 7:30 Min./km, 3 Gehpausen, je 2 Min.)	22

4. Woche (42 km)

Tag	Training	ca. km
Mo	–	–
Di	Dauerlauf 45 Min. (in 7:20 Min./km)	6
Mi	–	–
Do	Dauerlauf 60 Min. (in 7:20 Min./km), Steigerungen	8
Fr	–	–
Sa	Dauerlauf 30 Min. (in 7:20 Min./km)	4
So ▸	Langer Dauerlauf 24 km (in 7:30 Min./km, 3 Gehpausen, je 2 Min.)	24

5. Woche (32 km)

Tag	Training	ca. km
Mo	–	–
Di	Dauerlauf 45 Min. (in 7:20 Min./km)	6
Mi	–	–
Do	Dauerlauf 60 Min. (in 7:20 Min./km), Steigerungen	8
Fr	–	–
Sa	Dauerlauf 30 Min. (in 7:20 Min./km), Steigerungen	4
So ▸▸	**10-km-Rennen** (Zielzeit ca. 65 Min. in 6:30 Min./km)	14

* etwa in 7:30/km gelaufen, es sind ca.23 Min. für Pausen an den Verpflegungsstationen mit eingerechnet; weitere Erläuterungen im Text

© Herbert Steffny – Marathontraining für Frauen, Südwest Verlag 2006

Marathon in 5:40 Stunden

Die letzten 10 Wochen zum **Marathon** – Zielzeit **5:40 Stunden***

6. Woche (45 km)

Tag	Training	ca. km
Mo	–	–
Di	Dauerlauf 45 Min. (in 7:20 Min./km)	6
Mi	–	–
Do	Dauerlauf 60 Min. (in 7:20 Min./km)	8
Fr	–	–
Sa	Dauerlauf 30 Min. (in 7:20 Min./km)	4
So ▶	Langer Dauerlauf 27 km (in 7:30 Min./km, 4 Gehpausen, je 2 Min.)	27

7. Woche (42 km)

Tag	Training	ca. km
Mo	–	–
Di	Dauerlauf 45 Min. (in 7:20 Min./km)	6
Mi	–	–
Do	Dauerlauf 40 Min. (in 7:20 Min./km), Steigerungen	6
Fr	–	–
Sa	Dauerlauf 35 Min. (in 7:20 Min./km), Steigerungen	5
So ▶▶	**Halbmarathon** (ca. 2:35 bis 2:40 in 7:30 Min./km)	25

8. Woche (47 km)

Tag	Training	ca. km
Mo	–	–
Di	Dauerlauf 35 Min. (in 7:20 Min./km)	5
Mi	–	–
Do	Dauerlauf 40 Min. (in 7:20 Min./km)	6
Fr	–	–
Sa	Dauerlauf 40 Min. (in 7:20 Min./km)	6
So ▶	Langer Dauerlauf 30 km (in 7:30 Min./km, 4 Gehpausen, je 2 Min.)	30

9. Woche (38 km)

Tag	Training	ca. km
Mo	–	–
Di	Dauerlauf 40 min (in 7:20 Min./km)	6
Mi	–	–
Do	Dauerlauf 60 Min. (in 7:20 Min./km), Steigerungen	8
Fr	–	–
Sa	Dauerlauf 30 Min. (in 7:20 Min./km)	4
So ▶	Langer Dauerlauf 20 km (in 7:30 Min./km, 3 Gehpausen, je 2 Min.)	20

10. Woche (51 km)

Tag	Training	ca. km
Mo	–	–
Di	Dauerlauf 45 Min. (in 7:20 Min./km), Steigerungen	6
Mi	–	–
Do	–	–
Fr	Dauerlauf 20 Min. (in 7:20 Min./km), Steigerungen	3
Sa	–	–
So ▶▶	**Marathon** (Zielzeit ca. 5:40)*	42

▶ = langer Dauerlauf ▶▶ = Tempolauf oder Wettkampf
Bei Wettkämpfen und Tempoeinheiten sind bei den Tageskilometern Kilometer für langsames Ein- und Auslaufen mit eingerechnet; weitere Erläuterungen im Text. Für Training nach Herzfrequenz: Seite 36ff. und Tabelle S. 41

STEP 6 Marathontraining

Die letzten 10 Wochen zum **Marathon** – Zielzeit **5:15 Stunden***

1. Woche (38 km)

Tag	Training	ca. km
Mo	–	–
Di	Dauerlauf 40 Min. (in 7:05 Min./km)	6
Mi	–	–
Do	Dauerlauf 60 Min. (in 7:05 Min./km)	9
Fr	–	–
Sa	Dauerlauf 35 Min. (in 7:05 Min./km)	5
So ▶	Langer Dauerlauf 18 km (in 7:20 Min./km)	18

2. Woche (40 km)

Tag	Training	ca. km
Mo	–	–
Di	Dauerlauf 40 Min. (in 7:05 Min./km)	6
Mi	–	–
Do ▶▶	Dauerlauf 60 Min. (in 7:20 Min./km), darin 15 Min. flott (in 6:45 Min./km)	9
Fr	–	–
Sa	Dauerlauf 35 Min. (in 7:05 Min./km)	5
So ▶	Langer Dauerlauf 20 km (in 7:20 Min./km)	20

3. Woche (42 km)

Tag	Training	ca. km
Mo	–	–
Di	Dauerlauf 40 Min. (in 7:05 Min./km)	6
Mi	–	–
Do ▶▶	Dauerlauf 60 Min. (in 7:20 Min./km), darin 20 Min. flott (in 6:45 Min./km)	9
Fr	–	–
Sa	Dauerlauf 35 Min. (in 7:05 Min./km)	5
So ▶	Langer Dauerlauf 22 km (in 7:20 Min./km)	22

4. Woche (44 km)

Tag	Training	ca. km
Mo	–	–
Di	Dauerlauf 40 Min. (in 7:05 Min./km)	6
Mi	–	–
Do ▶▶	Dauerlauf 60 Min. (in 7:20 Min./km), darin 25 Min. flott (in 6:45 Min./km)	9
Fr	–	–
Sa	Dauerlauf 35 Min. (in 7:05 Min./km)	5
So ▶	Langer Dauerlauf 24 km (in 7:20 Min./km)	24

5. Woche (33 km)

Tag	Training	ca. km
Mo	–	–
Di	Dauerlauf 35 Min. (in 7:05 Min./km)	5
Mi ▶▶	Dauerlauf 60 Min. (in 7:20 Min./km), darin 15 Min. flott (in 6:30 Min./km)	9
Do	–	–
Fr	Dauerlauf 35 Min. (in 7:05 Min./km), Steigerungen	5
Sa	–	–
So ▶▶	**10-km-Rennen** (Zielzeit ca. 63 Min. in 6:18 Min./km)	14

* etwa in 7:12/km gelaufen, es sind ca. 11 Min. für Pausen an Verpflegungsstationen mit eingerechnet; weitere Erläuterungen im Text

© Herbert Steffny – Marathontraining für Frauen, Südwest Verlag 2006

Marathon in 5:15 Stunden

Die letzten 10 Wochen zum **Marathon** – Zielzeit **5:15 Stunden***

6. Woche (49 km)

Tag		Training	ca. km
Mo		–	–
Di		Dauerlauf 40 Min. (in 7:05 Min./km)	6
Mi		–	–
Do		Dauerlauf 70 Min. (in 7:05 Min./km)	10
Fr		–	–
Sa	▶	Langer Dauerlauf 27 km (in 7:20 Min./km)	27
So		Dauerlauf 40 Min. (in 7:05 Min./km)	6

7. Woche (45 km)

Tag		Training	ca. km
Mo		–	–
Di	▶▶	Dauerlauf 60 Min. (in 7:20 Min./km), darin 25 Min. flott (in 6:45 Min./km)	9
Mi		–	–
Do		Dauerlauf 40 Min. (in 7:05 Min./km), Steigerungen	6
Fr		–	–
Sa		Dauerlauf 35 Min. (in 7:05 Min./km), Steigerungen	5
So	▶▶	**Halbmarathon** (Zielzeit 2:25 bis 2:30 in 7:00 Min./km)	25

8. Woche (47 km)

Tag		Training	ca. km
Mo		–	–
Di		Dauerlauf 40 Min. (in 7:20 Min./km)	5
Mi		–	–
Do		Dauerlauf 40 Min. (in 7:05 Min./km)	6
Fr		–	–
Sa		Dauerlauf 40 Min. (in 7:05 Min./km)	6
So	▶	Langer Dauerlauf 30 km (in 7:20 Min./km)	30

9. Woche (40 km)

Tag		Training	ca. km
Mo		–	–
Di		Dauerlauf 35 Min. (in 7:05 Min./km)	5
Mi		–	–
Do	▶▶	Dauerlauf 60 Min. (in 7:20 Min./km), darin 30 Min. flott (in 6:45 Min./km)	9
Fr		–	–
Sa		Dauerlauf 40 Min. (in 7:05 Min./km)	6
So	▶	Langer Dauerlauf 20 km (in 7:20 Min./km), Steigerungen	20

10. Woche (53 km)

Tag		Training	ca. km
Mo		–	–
Di		Dauerlauf 50 Min. (in 7:05 Min./km)	7
Mi		–	–
Do		–	–
Fr		Dauerlauf 20 Min. (in 7:05 Min./km), Steigerungen	3
Sa		–	–
So	▶▶	**Marathon** (Zielzeit ca. 5:15)*	43

▶ = langer Dauerlauf   ▶▶ = Tempolauf oder Wettkampf
Bei Wettkämpfen und Tempoeinheiten sind bei den Tageskilometern Kilometer für langsames Ein- und Auslaufen mit eingerechnet; weitere Erläuterungen im Text. Für Training nach Herzfrequenz: Seite 36ff. und Tabelle S. 41

STEP 6 Marathontraining

Die letzten 10 Wochen zum **Marathon** – Zielzeit **4:59 Stunden***

1. Woche (44 km)

Tag		Training	ca. km
Mo		–	–
Di		Dauerlauf 60 Min. (in 6:55 Min./km)	9
Mi		–	–
Do	▶▶	Flotter Dauerlauf 5 km (in 6:30 Min./km)	9
Fr		–	–
Sa		Dauerlauf 40 Min. (in 6:55 Min./km)	6
So	▶	Langer Dauerlauf 20 km (in 7:00 Min./km)	20

2. Woche (49 km)

Tag		Training	ca. km
Mo		–	–
Di		Dauerlauf 40 Min. (in 6:55 Min./km)	6
Mi		–	–
Do	▶▶	Flotter Dauerlauf 7 km (in 6:30 Min./km)	11
Fr		–	–
Sa		Dauerlauf 70 Min. (in 6:55 Min./km)	10
So	▶	Langer Dauerlauf 22 km (in 7:00 Min./km)	22

3. Woche (40 km)

Tag		Training	ca. km
Mo		–	–
Di	▶▶	3 x 1000 m (in je 6:00 Min./km, Pause 4 Min.)	9
Mi		–	–
Do		Dauerlauf 60 Min. (in 6:55 Min./km), Steigerungen	9
Fr		–	–
Sa		Jogging 45 Min. (in 7:10 Min./km), Steigerungen	6
So	▶▶	**10-km-Rennen** (Zielzeit ca. 64 Min. in 6:24 Min./km)	16

4. Woche (46 km)

Tag		Training	ca. km
Mo		–	–
Di		Dauerlauf 40 Min. (in 6:55 Min./km)	6
Mi		–	–
Do		Dauerlauf 60 Min. (in 6:55 Min./km)	9
Fr		–	–
Sa		Dauerlauf 40 Min. (in 6:55 Min./km)	6
So	▶	Langer Dauerlauf 25 km (in 7:00 Min./km)	25

5. Woche (34 km)

Tag		Training	ca. km
Mo		–	–
Di		Dauerlauf 40 Min. (in 6:55 Min./km)	6
Mi		–	–
Do		Dauerlauf 60 Min. (in 6:55 Min./km), Steigerungen	9
Fr		–	–
Sa		Jogging 30 Min. (in 7:10 Min./km), Steigerungen	4
So	▶▶	**10-km-Rennen** (Zielzeit ca. 62 Min. in 6:12 Min./km)	15

* etwa in 6:55/km gelaufen, es sind ca. 7 Min. für Gehpausen an Verpflegungsstationen mit eingerechnet; weitere Erläuterungen im Text

© Herbert Steffny – Marathontraining für Frauen, Südwest Verlag 2006

Die letzten 10 Wochen zum **Marathon** – Zielzeit **4:59 Stunden***

6. Woche (49 km)

Tag		Training	ca. km
Mo		–	–
Di		Dauerlauf 40 Min. (in 6:55 Min./km)	6
Mi		–	–
Do		Dauerlauf 60 Min. (in 6:55 Min./km)	9
Fr		–	–
Sa	▶	Langer Dauerlauf 28 km (in 7:00 Min./km)	28
So		Dauerlauf 40 Min. (in 6:55 Min./km)	6

7. Woche (49 km)

Tag		Training	ca. km
Mo		–	–
Di	▶▶	Flotter Dauerlauf 7 km (in 6:30 Min./km)	11
Mi		–	–
Do		Dauerlauf 60 Min. (in 6:55 Min./km), Steigerungen	9
Fr		–	–
Sa		Jogging 30 Min. (in 7:10 Min./km), Steigerungen	4
So	▶▶	**Halbmarathon** (Zielzeit 2:22 in 6:43 Min./km)	25

8. Woche (51 km)

Tag		Training	ca. km
Mo		–	–
Di		Jogging 45 Min. (in 7:10 Min./km)	6
Mi		–	–
Do		Dauerlauf 60 Min. (in 6:55 Min./km)	9
Fr		–	–
Sa		Dauerlauf 40 Min. (in 6:55 Min./km)	6
So	▶	Langer Dauerlauf 30 km (in 7:00 Min./km)	30

9. Woche (43 km)

Tag		Training	ca. km
Mo		–	–
Di		Dauerlauf 40 Min. (in 6:55 Min./km)	6
Mi		–	–
Do	▶▶	Flotter Dauerlauf 7 km (in 6:30 Min./km)	11
Fr		–	–
Sa		Dauerlauf 40 Min. (in 6:55 Min./km)	6
So	▶	Langer Dauerlauf 20 km (in 7:00 Min./km), Steigerungen	20

10. Woche (62 km)

Tag		Training	ca. km
Mo		–	–
Di		Dauerlauf 60 Min. (in 6:55 Min./km)	9
Mi		–	–
Do		Jogging 45 Min. (in 7:10 Min./km), Steigerungen	6
Fr		–	–
Sa		Jogging 20 Min. (in 7:10 Min./km), Steigerungen	3
So	▶▶	**Marathon** (Zielzeit 4:59)*	44

▶ = langer Dauerlauf ▶▶ = Tempolauf oder Wettkampf ▶◆▶ = Intervalltraining oder Wiederholungsläufe
Bei Wettkämpfen und Tempoeinheiten sind bei den Tageskilometern Kilometer für langsames Ein- und Auslaufen mit eingerechnet; weitere Erläuterungen im Text. Für Training nach Herzfrequenz: Seite 36ff. und Tabelle S. 41

STEP 6 Marathontraining

Die letzten 10 Wochen zum **Marathon** – Zielzeit **4:40 Stunden***

1. Woche (44 km)

Tag	Training	ca. km
Mo	–	–
Di	Dauerlauf 60 Min. (in 6:45 Min./km)	9
Mi	–	–
Do ▶▶	Flotter Dauerlauf 5 km (in 6:15 Min./km)	9
Fr	–	–
Sa	Dauerlauf 40 Min. (in 6:45 Min./km)	6
So ▶	Langer Dauerlauf 20 km (in 7:00 Min./km)	20

2. Woche (49 km)

Tag	Training	ca. km
Mo	–	–
Di	Dauerlauf 40 Min. (in 6:45 Min./km)	6
Mi	–	–
Do ▶▶	Flotter Dauerlauf 7 km (in 6:15 Min./km)	11
Fr	–	–
Sa	Dauerlauf 70 Min. (in 6:45 Min./km)	10
So ▶	Langer Dauerlauf 22 km (in 7:00 Min./km)	22

3. Woche (40 km)

Tag	Training	ca. km
Mo	–	–
Di ▶▶	3 x 1000 m (in je 6:00 Min./km, Pause 4 Min.)	9
Mi	–	–
Do	Dauerlauf 60 Min. (in 6:45 Min./km), Steigerungen	9
Fr	–	–
Sa	Dauerlauf 40 Min. (in 6:45 Min./km), Steigerungen	6
So ▶▶	**10-km-Rennen** (Zielzeit ca. 62 Min. in 6:12 Min./km)	16

4. Woche (46 km)

Tag	Training	ca. km
Mo	–	–
Di	Dauerlauf 40 Min. (in 6:45 Min./km)	6
Mi	–	–
Do	Dauerlauf 60 Min. (in 6:45 Min./km)	9
Fr	–	–
Sa	Dauerlauf 40 Min. (in 6:45 Min./km)	6
So ▶	Langer Dauerlauf 25 km (in 7:00 Min./km)	25

5. Woche (34 km)

Tag	Training	ca. km
Mo	–	–
Di	Dauerlauf 40 Min. (in 6:45 Min./km)	6
Mi	–	–
Do	Dauerlauf 60 Min. (in 6:45 Min./km), Steigerungen	9
Fr	–	–
Sa	Jogging 30 Min. (in 7:00 Min./km), Steigerungen	4
So ▶▶	**10-km-Rennen** (Zielzeit ca. 60 Min. in 6:00 Min./km)	15

* etwa in 6:30/km gelaufen, es sind ca. 6 Min. für Gehpausen an Verpflegungsstationen mit eingerechnet; weitere Erläuterungen im Text

© Herbert Steffny – Marathontraining für Frauen, Südwest Verlag 2006

Marathon in 4:40 Stunden

Die letzten 10 Wochen zum **Marathon** – Zielzeit **4:40 Stunden***

6. Woche (49 km)

Tag	Training	ca. km
Mo	–	–
Di	Dauerlauf 40 Min. (in 6:45 Min./km)	6
Mi	–	–
Do	Dauerlauf 60 Min. (in 6:45 Min./km)	9
Fr	–	–
Sa ▶	Langer Dauerlauf 28 km (in 7:00 Min./km)	28
So	Dauerlauf 40 Min. (in 6:45 Min./km)	6

7. Woche (49 km)

Tag	Training	ca. km
Mo	–	–
Di ▶▶	Flotter Dauerlauf 7 km (in 6:15 Min./km)	11
Mi	–	–
Do	Dauerlauf 60 Min. (in 6:45 Min./km), Steigerungen	9
Fr	–	–
Sa	Jogging 30 Min., Steigerungen	4
So ▶▶	**Halbmarathon** (Zielzeit 2:13 in 6:45 Min./km)	25

8. Woche (51 km)

Tag	Training	ca. km
Mo	–	–
Di	Jogging 40 Min. (in 7:00 Min./km)	6
Mi	–	–
Do	Dauerlauf 60 Min. (in 6:45 Min./km)	9
Fr	–	–
Sa	Dauerlauf 40 Min. (in 6:45 Min./km)	6
So ▶	Langer Dauerlauf 30 km (in 7:00 Min./km)	30

9. Woche (43 km)

Tag	Training	ca. km
Mo	–	–
Di	Dauerlauf 40 Min. (in 6:45 Min./km)	6
Mi	–	–
Do ▶▶	Flotter Dauerlauf 7 km (in 6:15 Min./km)	11
Fr	–	–
Sa	Dauerlauf 40 Min. (in 6:45 Min./km)	6
So ▶	Langer Dauerlauf 20 km (in 7:00 Min./km), Steigerungen	20

10. Woche (62 km)

Tag	Training	ca. km
Mo	–	–
Di	Dauerlauf 60 Min. (in 6:45 Min./km)	9
Mi	–	–
Do	Jogging 40 Min. (in 7:00 Min./km), Steigerungen	6
Fr	–	–
Sa	Jogging 20 Min. (in 7:00 Min./km), Steigerungen	3
So ▶▶	**Marathon** (Zielzeit 4:40)*	44

▶ = langer Dauerlauf ▶▶ = Tempolauf oder Wettkampf ▶◆▶ = Intervalltraining oder Wiederholungsläufe
Bei Wettkämpfen und Tempoeinheiten sind bei den Tageskilometern Kilometer für langsames Ein- und Auslaufen mit eingerechnet; weitere Erläuterungen im Text. Für Training nach Herzfrequenz: Seite 36ff. und Tabelle S. 41

STEP 6 Marathontraining

Die letzten 10 Wochen zum **Marathon** – Zielzeit **4:20 Stunden**

1. Woche (47 km)

Tag	Training	ca. km
Mo	–	–
Di	Dauerlauf 60 Min. (in 6:30 Min./km)	9
Mi	–	–
Do ▶▶	Flotter Dauerlauf 5 km (in 6:00 Min./km)	10
Fr	–	–
Sa	Dauerlauf 40 Min. (in 6:30 Min./km)	6
So ▶	Langer Dauerlauf 22 km (in 6:40 Min./km)	22

2. Woche (54 km)

Tag	Training	ca. km
Mo	–	–
Di	Dauerlauf 60 Min. (in 6:30 Min./km)	9
Mi	–	–
Do ▶▶	Flotter Dauerlauf 7 km (in 6:00 Min./km)	12
Fr	–	–
Sa	Dauerlauf 60 Min. (in 6:30 Min./km), Steigerungen	9
So ▶	Langer Dauerlauf 24 km (in 6:40 Min./km)	24

3. Woche (43 km)

Tag	Training	ca. km
Mo	–	–
Di ▶•▶	3 x 1000 m (in je 5:30 Min./km, Pause 3 Min.)	10
Mi	–	–
Do	Dauerlauf 80 Min. (in 6:30 Min./km), Steigerungen	12
Fr	–	–
Sa	Jogging 40 Min. (in 6:50 Min./km), Steigerungen	6
So ▶▶	10-km-Rennen (Zielzeit ca. 57 Min.)	15

4. Woche (56 km)

Tag	Training	ca. km
Mo	–	–
Di	Dauerlauf 60 Min. (in 6:30 Min./km)	9
Mi	–	–
Do	Dauerlauf 70 Min. (in 6:30 Min./km)	11
Fr	–	–
Sa	Dauerlauf 60 Min. (in 6:30 Min./km)	9
So ▶	Langer Dauerlauf 27 km (in 6:40 Min./km)	27

5. Woche (38 km)

Tag	Training	ca. km
Mo	–	–
Di	Dauerlauf 60 Min. (in 6:30 Min./km)	9
Mi	–	–
Do	Dauerlauf 70 Min. (in 6:30 Min./km), Steigerungen	10
Fr	–	–
Sa	Jogging 30 Min. (in 6:50 Min./km), Steigerungen	4
So ▶▶	10-km-Rennen (Zielzeit ca. 55 Min.)	15

© Herbert Steffny – Marathontraining für Frauen, Südwest Verlag 2006

Marathon in 4:20 Stunden

Die letzten 10 Wochen zum **Marathon** – Zielzeit **4:20 Stunden**

6. Woche (58 km)

Tag		Training	ca. km
Mo		–	–
Di		Dauerlauf 60 Min. (in 6:30 Min./km)	9
Mi		–	–
Do		Dauerlauf 70 Min. (in 6:30 Min./km)	10
Fr		–	–
Sa	▶	Langer Dauerlauf 30 km (in 6:40 Min./km)	30
So		Dauerlauf 60 Min. (in 6:30 Min./km)	9

7. Woche (53 km)

Tag		Training	ca. km
Mo		–	–
Di	▶♦▶	Marathontempo 3 x 3 km in 18:30 Min. (Pause 9 Min.)	15
Mi		–	–
Do		Dauerlauf 60 Min. (in 6:30 Min./km), Steigerungen	9
Fr		–	–
Sa		Jogging 30 Min. (in 6:50 Min./km), Steigerungen	4
So	▶▶	**Halbmarathon** (Zielzeit 2:03)	25

8. Woche (61 km)

Tag		Training	ca. km
Mo		–	–
Di		Jogging 60 Min. (in 6:50 Min./km)	9
Mi		–	–
Do		Dauerlauf 90 Min. (in 6:30 Min./km)	14
Fr		–	–
Sa		Dauerlauf 40 Min. (in 6:30 Min./km)	6
So	▶	Langer Dauerlauf 32 km (in 6:40 Min./km)	32

9. Woche (49 km)

Tag		Training	ca. km
Mo		–	–
Di		Dauerlauf 40 Min. (in 6:30 Min./km)	6
Mi		–	–
Do	▶♦▶	Marathontempo 3 x 4 km in 24:40 Min. (Pause 10 Min.)	17
Fr		–	–
Sa		Dauerlauf 40 Min. (in 6:30 Min./km)	6
So	▶	Langer Dauerlauf 20 km (in 6:40 Min./km), Steigerungen	20

10. Woche (62 km)

Tag		Training	ca. km
Mo		–	–
Di		Dauerlauf 60 Min. (in 6:30 Min./km)	9
Mi		–	–
Do		Dauerlauf 40 Min. (in 6:30 Min./km), Steigerungen	6
Fr		–	–
Sa		Jogging 20 Min. (in 6:50 Min./km), Steigerungen	3
So	▶▶	**Marathon** (Zielzeit 4:20)	44

▶ = langer Dauerlauf ▶▶ = Tempolauf oder Wettkampf ▶♦▶ = Intervalltraining oder Wiederholungsläufe
Bei Wettkämpfen und Tempoeinheiten sind bei den Tageskilometern Kilometer für langsames Ein- und Auslaufen mit eingerechnet; weitere Erläuterungen im Text. Für Training nach Herzfrequenz: Seite 36ff. und Tabelle S. 41

STEP 6 Marathontraining

Die letzten 10 Wochen zum **Marathon** – Zielzeit **3:59 Stunden**

1. Woche (47 km)

Tag		Training	ca. km
Mo		–	–
Di		Dauerlauf 60 Min. (in 6:10 Min./km)	9
Mi		–	–
Do	▸▸	Flotter Dauerlauf 5 km (in 5:50 Min./km)	10
Fr		–	–
Sa		Dauerlauf 40 Min. (in 6:10 Min./km)	6
So	▸	Langer Dauerlauf 22 km (in 6:20 Min./km)	22

2. Woche (55 km)

Tag		Training	ca. km
Mo		–	–
Di		Dauerlauf 60 Min. (in 6:20 Min./km)	9
Mi		–	–
Do	▸▸	Flotter Dauerlauf 7 km (in 5:50 Min./km)	12
Fr		–	–
Sa		Dauerlauf 70 Min. (in 6:20 Min./km)	10
So	▸	Langer Dauerlauf 24 km (in 6:20 Min./km)	24

3. Woche (44 km)

Tag		Training	ca. km
Mo		–	–
Di	▸▸▸	3 x 1000 m in je 5:10 Min./km (Pause 4 Min.)	10
Mi		–	–
Do		Dauerlauf 80 Min. (in 6:20 Min./km), Steigerungen	12
Fr		–	–
Sa		Jogging 40 Min. (in 6:40 Min./km)	6
So	▸▸	10-km-Testrennen (Zielzeit 52:30 Min. in 5:15 Min./km)	16

4. Woche (56 km)

Tag		Training	ca. km
Mo		–	–
Di		Dauerlauf 60 Min. (in 6:20 Min./km)	9
Mi		–	–
Do		Dauerlauf 70 Min. (in 6:10 Min./km)	11
Fr		–	–
Sa		Dauerlauf 60 Min. (in 6:20 Min./km)	9
So	▸	Langer Dauerlauf 27 km (in 6:20 Min./km)	27

5. Woche (40 km)

Tag		Training	ca. km
Mo		–	–
Di		Dauerlauf 60 Min. (in 6:20 Min./km)	9
Mi		–	–
Do		Dauerlauf 70 Min. (in 6:20 Min./km), Steigerungen	10
Fr		–	–
Sa		Jogging 30 Min. (in 6:40 Min./km), Steigerungen	4
So	▸▸	10-km-Testrennen (Zielzeit 51 Min. in 5:06 Min./km)	17

© Herbert Steffny – Marathontraining für Frauen, Südwest Verlag 2006

Marathon in 3:59 Stunden

Die letzten 10 Wochen zum **Marathon** – Zielzeit **3:59 Stunden**

6. Woche (59 km)

Tag		Training	ca. km
Mo		–	–
Di		Dauerlauf 70 Min. (in 6:20 Min./km)	10
Mi		–	–
Do		Dauerlauf 70 Min. (in 6:10 Min./km)	10
Fr		–	–
Sa	▶	Langer Dauerlauf 30 km (in 6:20 Min./km)	30
So		Jogging 60 Min. (in 6:40 Min./km)	9

7. Woche (54 km)

Tag		Training	ca. km
Mo		–	–
Di	▶◆▶	Halbmarathontempo 3 x 3000 m in 16:00 Min. (Pause 8 Min.)	15
Mi		–	–
Do		Dauerlauf 60 Min. (in 6:20 Min./km)	9
Fr		–	–
Sa		Jogging 30 Min. (in 6:40 Min./km), Steigerungen	4
So	▶▶	**Halbmarathon** (Zielzeit 1:53 in 5:20 Min./km)	26

8. Woche (61 km)

Tag		Training	ca. km
Mo		–	–
Di		Jogging 60 Min. (in 6:40 Min./km)	9
Mi		–	–
Do		Dauerlauf 90 Min. (in 6:10 Min./km)	14
Fr		–	–
Sa		Dauerlauf 40 Min. (in 6:10 Min./km)	6
So	▶	Langer Dauerlauf 32 km (in 6:20 Min./km)	32

9. Woche (51 km)

Tag		Training	ca. km
Mo		–	–
Di		Dauerlauf 50 Min. (in 6:20 Min./km)	8
Mi		–	–
Do	▶◆▶	Marathontempo 3 x 4000 m in 22:40 Min. (Pause 9 Min.)	17
Fr		–	–
Sa		Dauerlauf 40 Min. (in 6:10 Min./km)	6
So	▶	Langer Dauerlauf 20 km (in 6:20 Min./km), Steigerungen	20

10. Woche (62 km)

Tag		Training	ca. km
Mo		–	–
Di		Dauerlauf 60 Min. (in 6:20 Min./km)	9
Mi		–	–
Do		Dauerlauf 40 Min. (in 6:20 Min./km), Steigerungen	6
Fr		–	–
Sa		Jogging 20 Min. (in 6:40 Min./km), Steigerungen	3
So	▶▶	**Marathon** (Zielzeit 3:59 in 5:39 Min./km)	44

▶ = langer Dauerlauf ▶▶ = Tempolauf oder Wettkampf ▶◆▶ = Intervalltraining oder Wiederholungsläufe
Bei Wettkämpfen und Tempoeinheiten sind bei den Tageskilometern Kilometer für langsames Ein- und Auslaufen mit eingerechnet; weitere Erläuterungen im Text. Für Training nach Herzfrequenz: Seite 36ff. und Tabelle S. 41

STEP 6 Marathontraining

Die letzten 10 Wochen zum **Marathon** – Zielzeit **3:45 Stunden**

1. Woche (54 km)

Tag		Training	ca. km
Mo		–	–
Di	▶◆▶	Marathontempo 3 x 2000 m in 10:40 Min. (Pause 6 Min.)	11
Mi		–	–
Do		Dauerlauf 60 Min. (in 6:00 Min./km)	10
Fr	▶▶	Flotter Dauerlauf 7 km (in 5:40 Min./km)	11
Sa		–	–
So	▶	Langer Dauerlauf 22 km (in 6:10 Min./km)	22

2. Woche (61 km)

Tag		Training	ca. km
Mo		–	–
Di	▶◆▶	3 x 1000 m in 4:45 Min. (Trabpause 500 m)	10
Mi		Dauerlauf 70 Min. (in 6:10 Min./km)	11
Do		–	–
Fr	▶▶	Flotter Dauerlauf 10 km (in 5:40 Min./km)	15
Sa		–	–
So	▶	Langer Dauerlauf 25 km (in 6:10 Min./km)	25

3. Woche (66 km)

Tag		Training	ca. km
Mo		–	–
Di	▶◆▶	Marathontempo 5 x 2000 m in 10:40 Min. (Pause 6 Min.)	15
Mi		–	–
Do		Dauerlauf 110 Min. (in 6:20 Min./km)	18
Fr		–	–
Sa		Jogging 40 Min. (in 6:30 Min./km)	6
So	▶	Langer Dauerlauf 27 km (in 6:10 Min./km)	27

4. Woche (68 km)

Tag		Training	ca. km
Mo		–	–
Di		Dauerlauf 70 Min. (in 6:00 Min./km)	12
Mi		–	–
Do	▶▶	Flotter Dauerlauf 12 km (in 5:30 Min./km)	17
Fr		–	–
Sa		Jogging 60 Min. (in 6:30 Min./km)	9
So	▶	Langer Dauerlauf 30 km (in 6:10 Min./km)	30

5. Woche (40 km)

Tag		Training	ca. km
Mo		–	–
Di	▶◆▶	4 x 1000 m in 4:45 Min. (Trabpause 500 m)	11
Mi		–	–
Do		Dauerlauf 50 Min. (in 6:00 Min./km), Steigerungen	8
Fr		–	–
Sa		Jogging 30 Min. (in 6:30 Min./km), Steigerungen	5
So	▶▶	**10-km-Rennen** (Zielzeit 48 Min. in 4:48 Min./km)	16

© Herbert Steffny – Marathontraining für Frauen, Südwest Verlag 2006

Marathon in 3:45 Stunden

Die letzten 10 Wochen zum Marathon – Zielzeit 3:45 Stunden

6. Woche (71 km)

Tag		Training	ca. km
Mo		–	–
Di		Dauerlauf 60 Min. (in 6:10 Min./km)	10
Mi		–	–
Do		Dauerlauf 100 Min. (in 6:10 Min./km), Steigerungen	16
Fr	▶▶	Flotter Dauerlauf 10 km (in 5:30 Min./km)	15
Sa		–	–
So		Dauerlauf 30 km (in 6:10 Min./km)	30

7. Woche (56 km)

Tag		Training	ca. km
Mo		–	–
Di	▶◆▶	Marathontempo 4 x 3000 m in 16:00 Min. (Pause 8 Min.)	17
Mi		–	–
Do		Dauerlauf 50 Min. (in 6:20 Min./km), Steigerungen	8
Fr		–	–
Sa		Jogging 35 Min. (in 6:30 Min./km), Steigerungen	5
So	▶▶	**Halbmarathon** (Zielzeit 1:46 in 5:01 Min./km)	27

8. Woche (64 km)

Tag		Training	ca. km
Mo		–	–
Di		Jogging 60 Min. (in 6:30 Min./km)	9
Mi		–	–
Do		Dauerlauf 90 Min. (in 6:10 Min./km)	15
Fr		–	–
Sa		Jogging 50 Min. (in 6:30 Min./km)	8
So	▶	Langer Dauerlauf 32 km (in 6:10 Min./km, darin gegen Ende 8 km in 5:30 Min./km)	32

9. Woche (55 km)

Tag		Training	ca. km
Mo		–	–
Di		Jogging 50 Min. (in 6:30 Min./km)	8
Mi		–	–
Do	▶◆▶	Marathontempo 3 x 4000 m in 21:20 Min. (Pause 10 Min.)	17
Fr		–	–
Sa		Dauerlauf 50 Min. (in 6:20 Min./km)	8
So	▶	Langer Dauerlauf 22 km (in 6:10 Min./km), Steigerungen	22

10. Woche (65 km)

Tag		Training	ca. km
Mo		–	–
Di		Dauerlauf 60 Min. (in 6:20 Min./km), Steigerungen	9
Mi	▶◆▶	Marathontempo 3 x 1000 m in 5:20 Min./km (Pause 3 Min.)	8
Do		–	–
Fr		–	–
Sa		Jogging 25 Min. (in 6:30 Min./km), Steigerungen	4
So	▶▶	**Marathon** (Zielzeit 3:45 in 5:19 Min./km)	44

▶ = langer Dauerlauf ▶▶ = Tempolauf oder Wettkampf ▶◆▶ = Intervalltraining oder Wiederholungsläufe
Bei Wettkämpfen und Tempoeinheiten sind bei den Tageskilometern Kilometer für langsames Ein- und Auslaufen mit eingerechnet; weitere Erläuterungen im Text. Für Training nach Herzfrequenz: Seite 36ff. und Tabelle S. 41

STEP 6 Marathontraining

Die letzten 10 Wochen zum **Marathon** – Zielzeit **3:29 Stunden**

1. Woche (68 km)

Tag		Training	ca. km
Mo		Jogging 45 Min. (in 6:20 Min./km)	7
Di	▶◆▶	Marathontempo 4 x 2000 m in 9:55 Min. (Pause 6 Min.)	14
Mi		–	–
Do		Dauerlauf 60 Min. (in 5:50 Min./km)	10
Fr	▶▶	Flotter Dauerlauf 8 km (in 5:15 Min./km)	13
Sa		–	–
So	▶	Langer Dauerlauf 24 km (in 6:00 Min./km)	24

2. Woche (69 km)

Tag		Training	ca. km
Mo		Jogging 45 Min. (in 6:20 Min./km)	7
Di	▶◆▶	3 x 1000 m in 4:30 Min. (Trabpause 400 m)	10
Mi		Dauerlauf 70 Min. (in 6:00 Min./km)	12
Do		–	–
Fr	▶▶	Flotter Dauerlauf 10 km (in 5:15 Min./km)	15
Sa		–	–
So	▶	Langer Dauerlauf 26 km (in 6:00 Min./km)	26

3. Woche (77 km)

Tag		Training	ca. km
Mo		Jogging 45 Min. (in 6:20 Min./km)	7
Di	▶◆▶	Marathontempo 5 x 2000 m in 9:55 Min. (Pause 5 Min.)	15
Mi		–	–
Do		Dauerlauf 70 Min. (in 6:00 Min./km)	12
Fr	▶▶	Flotter Dauerlauf 10 km (in 5:15 Min./km)	15
Sa		–	–
So	▶	Langer Dauerlauf 28 km (in 6:00 Min./km)	28

4. Woche (80 km)

Tag		Training	ca. km
Mo		Jogging 45 Min. (in 6:20 Min./km)	7
Di		Dauerlauf 70 Min. (in 5:50 Min./km)	12
Mi		–	–
Do	▶▶	Flotter Dauerlauf 15 km (in 5:15 Min./km)	20
Fr		–	–
Sa		Jogging 70 Min. (in 6:20 Min./km), Steigerungen	11
So	▶	Langer Dauerlauf 30 km (in 6:00 Min./km)	30

5. Woche (51 km)

Tag		Training	ca. km
Mo		Jogging 45 Min. (in 6:20 Min./km)	7
Di	▶◆▶	5 x 1000 m in 4:30 Min. (Trabpause 400 m)	12
Mi		Dauerlauf 60 Min. (in 5:50 Min./km), Steigerungen	10
Do		–	–
Fr		Jogging 30 Min. (in 6:20 Min./km), Steigerungen	5
Sa		–	–
So	▶▶	**10-km-Rennen** (Zielzeit 45 Min. in 4:30 Min./km)	17

© Herbert Steffny – Marathontraining für Frauen, Südwest Verlag 2006

Marathon in 3:29 Stunden

Die letzten 10 Wochen zum **Marathon** – Zielzeit **3:29 Stunden**

6. Woche (84 km)

Tag		Training	ca. km
Mo		Jogging 45 Min. (in 6:20 Min./km)	7
Di		Dauerlauf 60 Min. (in 6:00 Min./km)	10
Mi		–	–
Do		Dauerlauf 100 Min. (in 6:00 Min./km), Steigerungen	17
Fr	▶▶	Flotter Dauerlauf 15 km (in 5:10 Min./km)	20
Sa		–	–
So	▶	Langer Dauerlauf 30 km (in 5:50 Min./km)	30

7. Woche (59 km)

Tag		Training	ca. km
Mo		–	–
Di	▶◆▶	Marathontempo 4 x 3000 m in 14:50 Min. (Pause 7 Min.)	17
Mi		Dauerlauf 60 Min. (in 6:00 Min./km), Steigerungen	10
Do		–	–
Fr		Jogging 30 Min. (in 6:20 Min./km), Steigerungen	5
Sa		–	–
So	▶▶	**Halbmarathon** (Zielzeit 1:39 in 4:41 Min./km)	28

8. Woche (75 km)

Tag		Training	ca. km
Mo		Jogging 45 Min. (in 6:20 Min./km)	7
Di		Jogging 60 Min. (in 6:20 Min./km)	9
Mi		–	–
Do		Dauerlauf 90 Min. (in 5:50 Min./km)	16
Fr		–	–
Sa		Jogging 70 Min. (in 6:20 Min./km)	11
So	▶	Langer Dauerlauf 32 km (in 5:50 Min./km, darin gegen Ende 10 km in 5:15 Min./km)	32

9. Woche (67 km)

Tag		Training	ca. km
Mo		Jogging 30 Min. (in 6:20 Min./km)	5
Di		Dauerlauf 60 Min. (in 6:00 Min./km)	10
Mi		–	–
Do	▶◆▶	Marathontempo 3 x 5000 m in 24:45 Min. (Pause 12 Min.)	20
Fr		–	–
Sa		Dauerlauf 50 Min. (in 6:00 Min./km)	8
So	▶	Langer Dauerlauf 24 km (in 6:10 Min./km)	24

10. Woche (62 km)

Tag		Training	ca. km
Mo		–	–
Di		Jogging 30 Min. (in 6:20 Min./km), Steigerungen	5
Mi	▶◆▶	Marathontempo 3 x 1000 m in je 4:57 Min./km (Pause 3 Min.)	8
Do		–	–
Fr		–	–
Sa		Jogging 30 Min. (in 6:20 Min./km), Steigerungen	5
So	▶▶	**Marathon** (Zielzeit 3:29 in 4:57 Min./km)	44

▶ = langer Dauerlauf ▶▶ = Tempolauf oder Wettkampf ▶◆▶ = Intervalltraining oder Wiederholungsläufe
Bei Wettkämpfen und Tempoeinheiten sind bei den Tageskilometern Kilometer für langsames Ein- und Auslaufen mit eingerechnet; weitere Erläuterungen im Text. Für Training nach Herzfrequenz: Seite 36ff. und Tabelle S. 41

STEP 6 Marathontraining

Die letzten 10 Wochen zum **Marathon** – Zielzeit **3:15 Stunden**

1. Woche (80 km)

Tag		Training	ca. km
Mo		Jogging 50 Min. (in 6:00 Min./km)	8
Di	▶▶	Marathontempo 4 x 2000 m in 9:15 Min. (Pause 4 Min.)	15
Mi		–	–
Do		Dauerlauf 70 Min. (in 5:40 Min./km)	12
Fr	▶▶	Flotter Dauerlauf 8 km (in 4:50 Min./km)	13
Sa		Jogging 40 Min. (in 6:00 Min./km)	7
So	▶	Langer Dauerlauf 25 km (in 5:40 Min./km)	25

2. Woche (82 km)

Tag		Training	ca. km
Mo		Jogging 50 Min. (in 6:00 Min./km)	8
Di	▶▶	4 x 1000 m in 4:10 Min./km (Trabpause 400 m)	12
Mi		Dauerlauf 70 Min. (in 5:40 Min./km)	12
Do		–	–
Fr	▶▶	Flotter Dauerlauf 10 km (in 4:50 Min./km)	15
Sa		Jogging 50 Min. (in 6:00 Min./km)	8
So	▶	Langer Dauerlauf 27 km (in 5:40 Min./km)	27

3. Woche (89 km)

Tag		Training	ca. km
Mo		Jogging 50 Min. (in 6:00 Min./km)	8
Di	▶▶	Marathontempo 4 x 3000 m in 13:50 Min. (Pause 6 Min.)	17
Mi		Dauerlauf 60 Min. (in 5:40 Min./km)	11
Do		–	–
Fr	▶▶	Flotter Dauerlauf 10 km (in 4:50 Min./km)	15
Sa		Jogging 50 Min. (in 6:00 Min./km)	8
So	▶	Langer Dauerlauf 30 km (in 5:40 Min./km)	30

4. Woche (94 km)

Tag		Training	ca. km
Mo		Jogging 50 Min. (in 6:00 Min./km)	8
Di	▶▶	4 x 1000 m in 4:10 Min./km (Trabpause 400 m)	12
Mi		Dauerlauf 75 Min. (in 5:40 Min./km)	13
Do		–	–
Fr	▶▶	Flotter Dauerlauf 12 km (in 4:50 Min./km)	17
Sa		Jogging 70 Min. (in 6:00 Min./km)	12
So	▶	Langer Dauerlauf 32 km (in 5:40 Min./km)	32

5. Woche (62 km)

Tag		Training	ca. km
Mo		Jogging 50 Min. (in 6:00 Min./km)	8
Di	▶▶	5 x 1000 min in 4:10 Min./km (Trabpause 400 m)	12
Mi		Dauerlauf 70 Min. (in 5:40 Min./km)	12
Do		Jogging 40 Min. (in 6:00 Min./km), Steigerungen	7
Fr		–	–
Sa		Jogging 30 Min. (in 6:00 Min./km), Steigerungen	5
So	▶▶	**10-km-Testrennen** (Zielzeit ca. 42 Min. in 4:12 Min./km)	17

© Herbert Steffny – Marathontraining für Frauen, Südwest Verlag 2006

Marathon in 3:15 Stunden

Die letzten 10 Wochen zum **Marathon** – Zielzeit **3:15 Stunden**

6. Woche (98 km)

Tag		Training	ca. km
Mo		Jogging 50 Min. (in 6:00 Min./km)	8
Di		Dauerlauf 70 Min. (in 5:45 Min./km)	12
Mi		–	–
Do		Dauerlauf 90 Min. (in 5:40 Min./km), Steigerungen	16
Fr	▶▶	Flotter Dauerlauf 15 km (in 4:50 Min./km)	20
Sa		Jogging 60 Min. (in 6:00 Min./km)	10
So	▶	Langer Dauerlauf 32 km (in 5:30 Min./km)	32

7. Woche (70 km)

Tag		Training	ca. km
Mo		–	–
Di	▶◆▶	Marathontempo 3 x 4000 m in 18:30 Min. (Pause 8 Min.)	17
Mi		Dauerlauf 70 Min. (in 5:40 Min./km)	13
Do		Jogging 50 Min. (in 6:00 Min./km), Steigerungen	8
Fr		–	–
Sa		Jogging 30 Min. (in 6:00 Min./km), Steigerungen	5
So	▶▶	**Halbmarathon** (Zielzeit 1:32:30 in 4:23 Min./km)	28

8. Woche (93 km)

Tag		Training	ca. km
Mo		Jogging 40 Min. (in 6:00 Min./km)	7
Di		Jogging 60 Min. (in 6:00 Min./km)	10
Mi		Dauerlauf 70 Min. (in 5:30 Min./km)	13
Do		Jogging 100 Min. (in 6:00 Min./km)	17
Fr		–	–
Sa		Jogging 70 Min. (in 6:00 Min./km)	11
So	▶	Langer Dauerlauf 35 km (in 5:30 Min./km, darin gegen Ende 10 km in 4:50 Min./km)	35

9. Woche (73 km)

Tag		Training	ca. km
Mo		Jogging 40 Min. (in 6:00 Min./km)	7
Di		Dauerlauf 70 Min. (in 5:40 Min./km)	12
Mi		–	–
Do	▶◆▶	Marathontempo 3 x 5000 m in 23:00 Min. (Pause 10 Min.)	20
Fr		–	–
Sa		Dauerlauf 50 Min. (in 5:40 Min./km)	9
So	▶	Langer Dauerlauf 25 km (in 5:45 Min./km), Steigerungen	25

10. Woche (76 km)

Tag		Training	ca. km
Mo		–	–
Di		Jogging 60 Min. (in 6:00 Min./km)	10
Mi	▶◆▶	Marathontempo 2 x 2000 m in 9:14 Min. (Pause 4 Min.)	9
Do		Jogging 50 Min. (in 6:00 Min./km), Steigerungen	8
Fr		–	–
Sa		Jogging 30 Min. (in 6:00 Min./km), Steigerungen	5
So	▶▶	**Marathon** (Zielzeit 3:15 in 4:37 Min./km)	44

▶ = langer Dauerlauf ▶▶ = Tempolauf oder Wettkampf ▶◆▶ = Intervalltraining oder Wiederholungsläufe
Bei Wettkämpfen und Tempoeinheiten sind bei den Tageskilometern Kilometer für langsames Ein- und Auslaufen mit eingerechnet; weitere Erläuterungen im Text. Für Training nach Herzfrequenz: Seite 36ff. und Tabelle S. 41

STEP 6 Marathontraining

Die letzten 10 Wochen zum **Marathon** – Zielzeit **2:59 Stunden**

1. Woche (112 km)

Tag	Training	ca. km
Mo	Jogging 70 Min. (in 5:45 Min./km)	12
Di ▶▶	Marathontempo 5 x 2000 m in 8:30 Min. (Pause 4 Min.)	17
Mi	Jogging 100 Min. (in 5:50 Min./km)	17
Do	Jogging 70 Min. (in 5:45 Min./km)	12
Fr ▶▶	Flotter Dauerlauf 10 km (in 4:40 Min./km)	15
Sa	Jogging 70 Min. (in 5:45 Min./km)	12
So ▶	Langer Dauerlauf 27 km (in 5:30 Min./km)	27

2. Woche (116 km)

Tag	Training	ca. km
Mo	Jogging 70 Min. (in 5:45 Min./km)	12
Di ▶▶	10 x 400 m in je 90 Sek. (Trabpause 200 m)	15
Mi	Dauerlauf 100 Min. (in 5:30 Min./km)	18
Do	Jogging 70 Min. (in 5:45 Min./km)	12
Fr ▶▶	Flotter Dauerlauf 12 km (in 4:30 Min./km)	17
Sa	Jogging 70 Min. (in 5:45 Min./km)	12
So ▶	Langer Dauerlauf 30 km (in 5:30 Min./km)	30

3. Woche (117 km)

Tag	Training	ca. km
Mo	Jogging 70 Min. (in 5:45 Min./km)	12
Di ▶▶	5 x 1000 m in 3:55 Min./km (Trabpause 400 m)	15
Mi	Jogging 100 Min. (in 5:40 Min./km)	18
Do	Jogging 60 Min. (in 5:40 Min./km)	11
Fr ▶▶	Flotter Dauerlauf 12 km (in 4:30 Min./km)	17
Sa	Jogging 70 Min. (in 5:40 Min./km)	12
So ▶	Langer Dauerlauf 32 km (in 5:30 Min./km)	32

4. Woche (119 km)

Tag	Training	ca. km
Mo	Jogging 70 Min. (in 5:40 Min./km)	12
Di ▶▶	12 x 400 m in je 90 Sek. (Trabpause 200 m)	15
Mi	Jogging 100 Min. (in 5:40 Min./km)	18
Do	Jogging 70 Min. (in 5:40 Min./km)	12
Fr ▶▶	Marathontempo 3 x 3000 m in 12:45 Min. (Pause 6 Min.)	16
Sa	Jogging 70 Min. (in 5:40 Min./km), Steigerungen	12
So ▶	Langer Dauerlauf 34 km (in 5:20 Min./km)	34

5. Woche (74 km)

Tag	Training	ca. km
Mo	Jogging 70 Min. (in 5:40 Min./km)	12
Di ▶▶	5 x 1000 m in 3:50 min/km (Trabpause 400 m)	15
Mi	Jogging 90 Min. (in 5:40 Min./km)	16
Do	Jogging 50 Min. (in 5:50 Min./km), Steigerungen	9
Fr	–	–
Sa	Jogging 30 Min. (in 5:50 Min./km), Steigerungen	5
So ▶▶	**10-km-Rennen** (Zielzeit ca. 38:30 Min. in 2:51 Min./km)	17

© Herbert Steffny – Marathontraining für Frauen, Südwest Verlag 2006

Marathon in 2:59 Stunden

Die letzten 10 Wochen zum **Marathon** – Zielzeit **2:59 Stunden**

6. Woche (131 km)

Tag		Training	ca. km
Mo		Jogging 70 Min. (in 5:50 Min./km)	12
Di	▶	Langer Dauerlauf 32 km (in 5:40 Min./km)	32
Mi		Jogging 70 Min. (in 5:40 Min./km)	12
Do		Dauerlauf 70 Min. (in 5:20 Min./km), Steigerungen	13
Fr	▶▶	Flotter Dauerlauf 10 km (in 4:30 Min./km)	17
Sa		Jogging 70 Min. (in 5:40 Min./km)	12
So	▶▶	Crescendo 33 km (10-km-Abschnitte in 5:30, 5:00 und 4:30 Min./km)	32

7. Woche (86 km)

Tag		Training	ca. km
Mo		Jogging 70 Min. (in 5:40 Min./km)	12
Di	▶•▶	Marathontempo 4 x 3000 m in 12:45 Min. (Pause 6 Min.)	18
Mi		Dauerlauf 60 Min. (in 5:20 Min./km)	12
Do		Jogging 60 Min. (in 5:40 Min./km), Steigerungen	11
Fr		–	–
Sa		Jogging 30 Min. (in 5:40 Min./km), Steigerungen	5
So	▶▶	**Halbmarathon** (Zielzeit 1:25 in 4:00 Min./km)	28

8. Woche (122 km)

Tag		Training	ca. km
Mo		Jogging 70 Min. (in 5:40 Min./km)	12
Di		Jogging 70 Min. (in 5:40 Min./km)	12
Mi		Dauerlauf 110 Min. (in 5:20 Min./km)	21
Do		Jogging 70 Min. (in 5:40 Min./km), Steigerungen	12
Fr		Dauerlauf 90 Min. (in 5:00 Min./km)	18
Sa		Jogging 70 Min. (in 5:40 Min./km), Steigerungen	12
So	▶	Langer Dauerlauf 35 km (in 5:20 Min./km)	35

9. Woche (111 km)

Tag		Training	ca. km
Mo		Jogging 70 Min. (in 5:40 Min./km)	12
Di	▶▶	Flotter Dauerlauf 10 km (in 4:40 Min./km)	15
Mi		Jogging 70 Min. (in 5:40 Min./km)	12
Do	▶•▶	Marathontempo 3 x 5000 m in 21:15 Min. (Pause 10 Min.)	22
Fr		Jogging 50 Min. (in 5:40 Min./km)	9
Sa		Dauerlauf 70 Min. (in 5:30 Min./km), Steigerungen	13
So	▶	Langer Dauerlauf 27 km (in 5:20 Min./km)	27

10. Woche (79 km)

Tag		Training	ca. km
Mo		Jogging 60 Min. (in 5:30 Min./km)	11
Di		–	–
Mi	▶•▶	Marathontempo 3 x 2000 m in 8:30 Min. (Pause 4 Min.)	10
Do		Dauerlauf 8 km (in 5:30 Min./km), Steigerungen	9
Fr		–	–
Sa		Jogging 30 Min. (in 5:40 Min./km), Steigerungen	5
So	▶▶	**Marathon** (Zielzeit 2:59 in 4:15 Min./km)	44

▶ = langer Dauerlauf ▶▶ = Tempolauf oder Wettkampf ▶•▶ = Intervalltraining oder Wiederholungsläufe
Bei Wettkämpfen und Tempoeinheiten sind bei den Tageskilometern Kilometer für langsames Ein- und Auslaufen mit eingerechnet; weitere Erläuterungen im Text. Für Training nach Herzfrequenz: Seite 36ff. und Tabelle S. 41

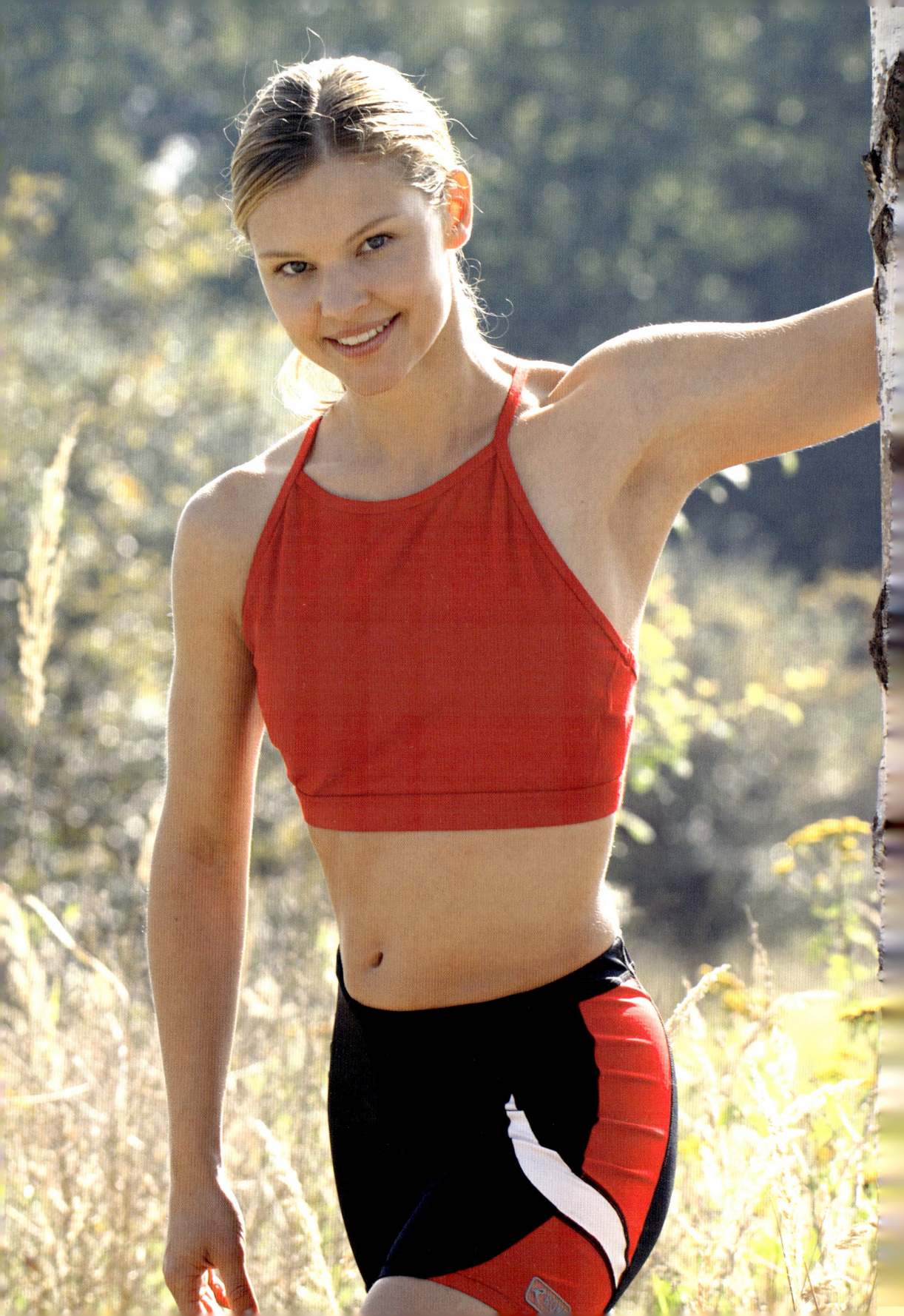

STEP 7

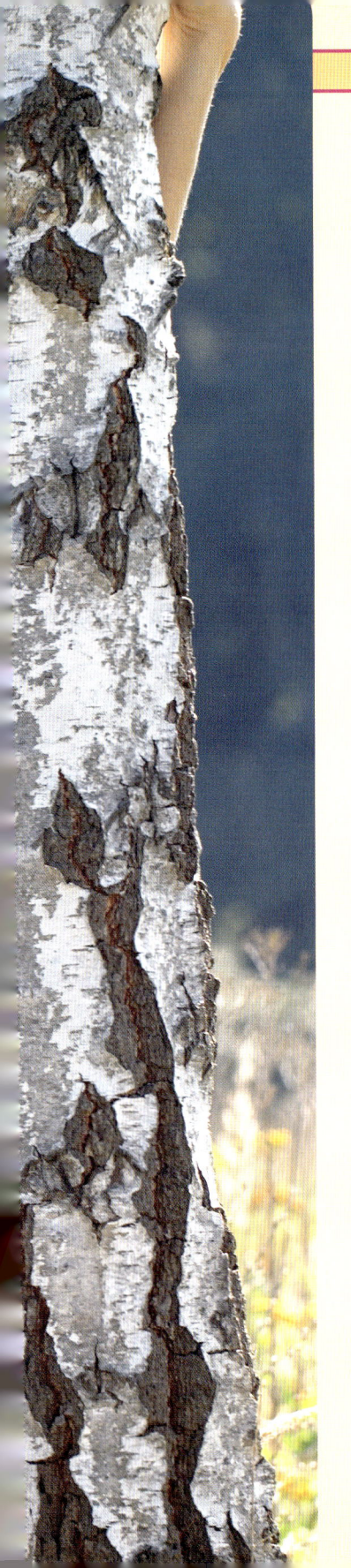

Gymnastik und Laufstil

Frauen sind von der Muskelstruktur und vom Bindegewebe her von Natur aus beweglicher als Männer. Diese tun sich oft schwer mit Gymnastik, laufen lieber zehn Minuten länger und meinen damit mehr zu erreichen. Laufen allein ist aber viel zu einförmig. Wer nur läuft, muss nach einiger Zeit mit orthopädischen Problemen rechnen.

STEP 7 Gymnastik und Laufstil

Ganzkörpertraining und **Feilen am Stil**

Rückenbeschwerden, verspannter Nacken und zwackende Beinmuskulatur kommen fast immer vom Sitzen und Nichtstun, seltener vom Sport. Auch monotones und überzogenes Training fördert Verspannungen und muskuläre Ungleichgewichte, so genannte Dysbalancen. Dagegen lässt sich viel tun.

Dehnen und Kräftigen

Beim Laufen wird die Beinmuskulatur sehr stark trainiert, aber die Bauchmuskeln z. B. nur wenig. Die Rumpfmuskulatur muss also separat gestärkt, die verspannten Beinmuskeln dagegen durch Dehnungsübungen gelockert werden. Die Muskulatur im Körper ist in ihrer Faserzusammensetzung nicht gleich. Durch einseitig betriebene Tätigkeiten im Beruf und Fehlhaltungen, aber auch durch Sport neigen so genannte tonische Muskeln zum Verkürzen. Die phasischen Muskeln dagegen schwächen eher ab. Ist ein Muskel verkürzt, sein Gegenspieler für eine Bewegung verkümmert, kommt es zu einer Dysbalance, was den Laufstil verschlechtert oder – schlimmer – z. B. zu Rückenschmerzen führen kann.

Das folgende Gymnastikprogramm entspannt und kräftigt, fördert das Balancegefühl und hilft übrigens auch nach langem Sitzen im Büro oder im Auto.

Nackenschmerzen und Armhaltung

Dysbalancen beseitigen Sie durch ein komplettes Gymnastikprogramm mit Dehnen und Kräftigen. Beispiel: Die vordere Brustmuskulatur ist eher tonisch und bei der alltäglichen Arbeitshaltung im Sitzen ziehen Sie die Schultern nach vorne. Die eher phasische Muskulatur des oberen Rückens zwischen den Schulterblättern dagegen ist zu schwach. Wir sitzen mit einem Rundrücken im Büro, im Auto, vorm Fernseher und Computer. Nackenschmerzen können eine Konsequenz sein, aber auch beim Laufstil sieht man bei fast allen Läufern, dass die Arme viel zu stark nach innen geführt werden, statt locker nach vorne zu pendeln. Dehnen der Brustmuskulatur und Stärkung des oberen Rückens würden helfen! Eine starke Rumpfmuskulatur entlastet zudem die Wirbelsäule.

So dehnen Sie richtig

Vielleicht sind Sie zu Beginn noch ausgesprochen steif in der Muskulatur. Aber mit geduldigem Bemühen können Sie schon nach einigen Wochen regelmäßigen Dehnens gute Fortschritte erzielen.

So dehnen Sie richtig

Wie sollten Sie dehnen?

Statisches Dehnen ist eine einfache, aber wirksame Variante des Stretchings. Sie sollten in die Übung langsam hineingleiten und nur so weit dehnen, bis Sie ein deutliches, vielleicht sogar unangenehmes Ziehen, keinesfalls aber Schmerzen verspüren. Halten Sie die gefundene Endposition und dehnen, ohne zu wippen, jeweils für rund 15 bis 20 Sekunden. Wer beim Dehnen stark wippt, löst eine reflektorische Anspannung sozusagen gegen das Zerrissenwerden der betroffenen Muskeln aus. Sie erreichen also genau das Gegenteil. Zudem kann der Muskel oder ein Gelenk verletzt werden.

Wann und wie oft dehnen?

Üben Sie nach jedem Laufen, wenn die Muskulatur noch etwas warm ist. Wer kalt dehnt, geht ein höheres Verletzungsrisiko ein. Das Dehnen danach ist viel wichtiger als vor dem Training, denn längeres oder intensives Laufen verspannt die Muskeln. Sie können vor einem Lauf oder Wettkampf sanft dehnen, aber das kann langsames Warmlaufen nicht ersetzen!
Sie brauchen für das Dehnprogramm rund zehn Minuten. Wiederholen Sie jede Übung zwei- bis dreimal für beide Seiten, bevor Sie zur nächsten übergehen. Dehnen Sie Ihre Problemstellen häufiger. Achten Sie immer auf eine saubere Durchführung und atmen Sie dabei ganz ruhig weiter.

Wann ist Dehnen falsch?

Sie sollten niemals in bestehende Schmerzen hinein dehnen. Bei leichtem Muskelkater dehnen Sie etwas vorsichtiger, bei starken Muskelschmerzen, beispielsweise nach einem harten Wettkampf oder sogar Marathon, am besten gar nicht. Die Muskelfasern sind angeschlagen und werden gerade repariert. Hier wären ein Wannenbad, Spaziergang oder Schwimmen sinnvoller.
Unmittelbar vor einem kurzen, schnellen Rennen oder Training sollten Sie nicht exzessiv dehnen, denn die Muskelspannung sollte nicht zu niedrig sein. Vor einem Wettkampf empfiehlt es sich, nach leichtem Dehnen die Muskulatur durch einige kurze Steigerungsläufe wieder ausreichend vorzuspannen.

Einfaches Grundprogramm

Die hier dargestellten und bewusst einfach gehaltenen, aber effizienten Übungen sollten Sie beherrschen. Sie können sie überall, auch auf Reisen und ohne Geräte, durchführen. Die Varianten auf dem Boden können Sie zu Hause auf dem Teppich nachholen. Sollten Sie bei einer Übung starke Defizite feststellen, reagieren Sie nicht entmutigt. Eine gute Athletin trainiert selbstverständlich auch ihre Schwächen! Das Grundprogramm lässt sich nach Ihren individuellen Anforderungen erweitern.

Gute Gründe für Dehnungs- und Kräftigungsübungen:
- ▶ Verspannungen und Verhärtungen werden abgebaut
- ▶ Fehlhaltungen werden beseitigt
- ▶ Rückenprobleme werden verhindert oder vermindert
- ▶ Die Durchblutung wird gefördert
- ▶ Die Regeneration beschleunigt sich
- ▶ Die Beweglichkeit wird verbessert
- ▶ Sie laufen schöner, ökonomischer und schneller
- ▶ Die Verletzungsanfälligkeit wird verringert
- ▶ Lösen eines Krampfs im Training oder Wettkampf
- ▶ Der Grundstoffwechsel wird durch den Muskelzuwachs erhöht

STEP 7 Gymnastik und Laufstil

Die besten Übungen

Das Dehnungsprogramm

1 Wadenmuskel und Achillessehne

Mit den Händen an einem Baum, einer Wand oder dergleichen abstützen, ein Bein gestreckt so weit nach hinten schieben, dass dabei die Ferse gerade noch flach auf dem Boden bleibt, die Fußspitze muss nach vorne zeigen, Körper gerade halten. Wichtig zur Vermeidung von Achillessehnenbeschwerden.

2 Schollenmuskel und Achillessehne

Mit den Händen festhalten, das zu dehnende Bein etwas nach hinten setzen und dabei leicht nach unten in die Hocke gehen, die Ferse bleibt flach aufgesetzt. Das dehnt die Wade weiter unten und die Achillessehne etwas stärker.

3 Oberschenkelvorderseite

Im Stand ein Bein anwinkeln, am Fußgelenk mit beiden Händen umfassen und zum Gesäß ziehen, das Knie zeigt nach unten, mit der anderen Hand eventuell festen Halt suchen, Hohlkreuz durch Anspannen der Gesäß- und Bauchmuskulatur vermeiden. Sie können dazu auch mit dem Standbein ganz leicht in die Hocke gehen. Verkürzung dieser Muskulatur führt zur Beckenkippung nach vorne und oft zu einer Entzündung des Ansatzes seiner Sehne unterhalb der Kniescheibe und des darunter liegenden Knorpels im Knie.

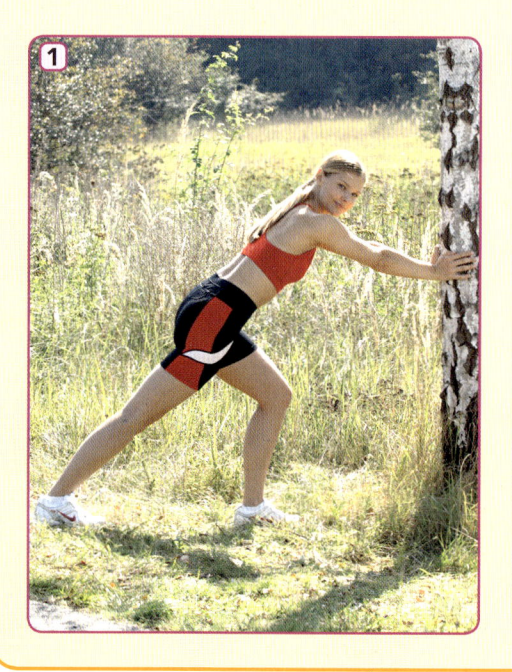

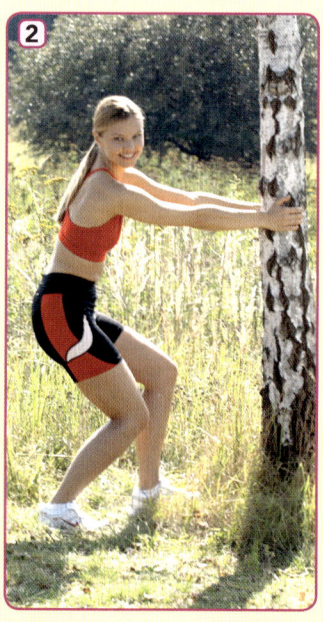

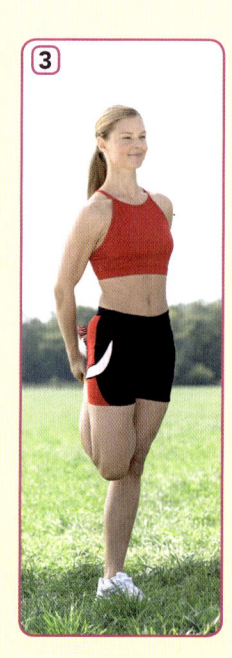

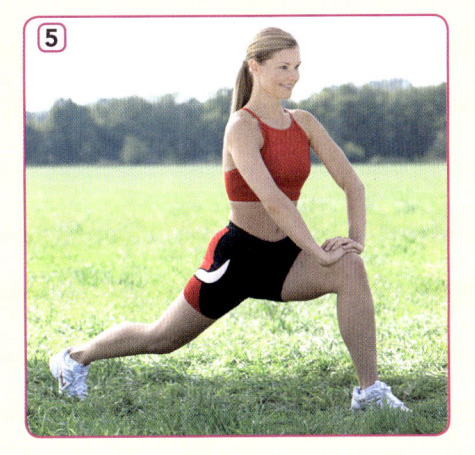

Die besten Übungen

④ Oberschenkelrückseite

Ferse auf eine nicht zu hohe Auflage etwa in Stuhlhöhe setzen, Knie leicht beugen, nicht strecken, und den Oberkörper mit geradem Rücken aus dem Becken nach vorne kippen. Der Fuß des senkrecht stehenden Standbeins sollte nach vorne zeigen. Wichtig: Wer einen Rundrücken macht, wird nichts spüren; wer das Knie vollkommen streckt, dehnt die Kniekehlen, aber nicht die Oberschenkelrückseite!

⑤ Hüftbeuger- oder Hüftlendenmuskel

Aus dem Stand in den Ausfallschritt gehen, das hintere Bein möglichst gestreckt ganz weit nach hinten schieben, dabei den Fuß nicht seitlich drehen. Das vordere Bein steht senkrecht zum Boden. Den Oberkörper durchhängen lassen, aufrecht nicht vorgebeugt halten, aber ohne Hohlkreuz.

⑥ Oberschenkelinnenseite, Adduktoren

Aus dem Stand mit zunächst aufrechtem Oberkörper auf festem Untergrund in die Grätsche gleiten, Hohlkreuz durch Anspannen der Rumpfmuskulatur vermeiden, nach 20 Sekunden nach vorne vorbeugen, um andere Anteile der Adduktorengruppe zu dehnen, möglichst rückenschonend mit den Händen oder Fingerspitzen abstützen, um den Rücken zu schonen.

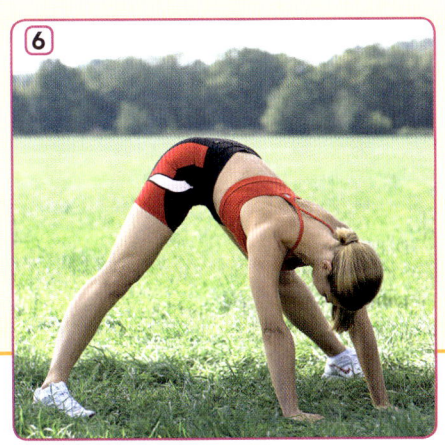

STEP 7 Gymnastik und Laufstil

Die besten Übungen

[7] Hüft- und tiefe Gesäßmuskulatur

Ausgestreckt auf dem Rücken liegend, ein Bein anwinkeln, am Fußgelenk und Knie ergreifen und seitlich zur gegenüberliegenden Schulter ziehen, das Knie sollte dabei im rechten Winkel und das andere Bein gestreckt bleiben, das Becken liegt flach auf dem Boden auf. Diese Übung dehnt vor allem auch den Piriformis-Muskel.

[8] Seitliche Rumpfmuskulatur

Im Stand die Beine überkreuzen. Nun bilden Sie mit dem Körper einen möglichst weit geschwungenen Bogen zwischen Kopf und Füßen, indem Sie das Becken des hinteren Beins seitlich rausbiegen. Dabei nicht vorbeugen, Kopf, Gesäß und Beine bleiben auf einer Ebene. Die Arme sollten zur Verstärkung der Übung den Bogen über dem Kopf fortsetzen.

[9] Brustmuskulatur

Sie stehen mit beiden Beinen neben einem Baum oder Türrahmen und lehnen den Arm hinter dieses Widerlager, ohne es festzuhalten. Nun gehen Sie mit dem Bein derselben Seite einen Schritt nach vorne und schieben Schultern und Brust vor. Sie spüren bei richtiger Ausführung die verkürzten Brustmuskeln. Sie können die Übung durch unterschiedliche Höhe, wo Sie den Arm anlehnen, variieren. Sie verbessert die Armhaltung beim Laufen.

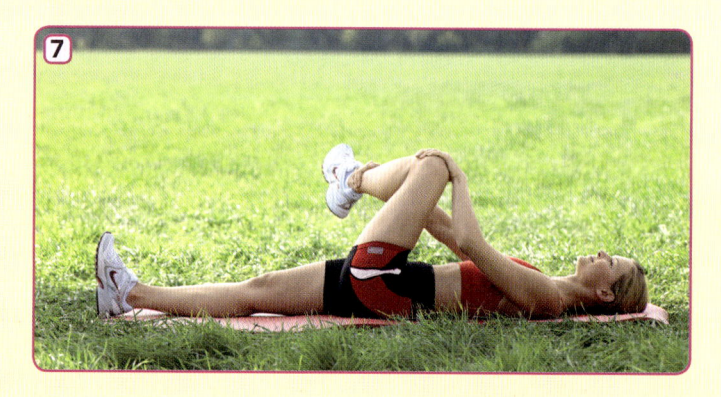

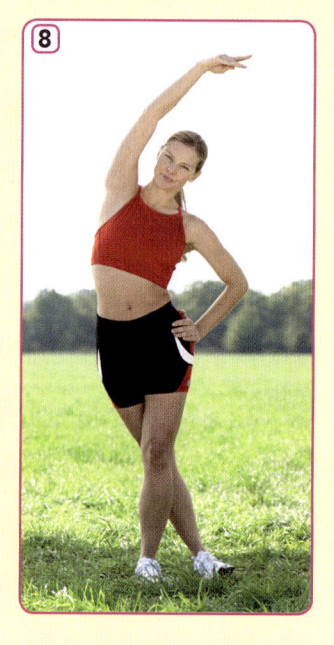

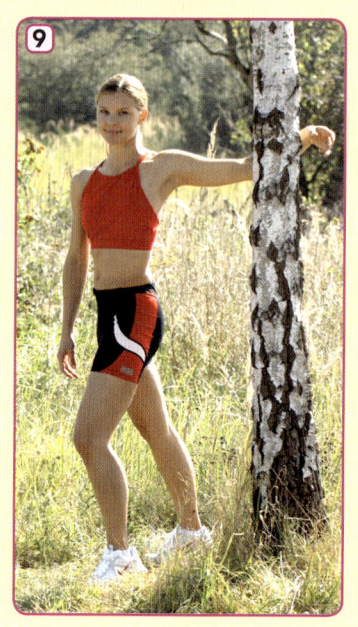

Das Kräftigungsprogramm

Sie setzen beim Kräftigen nur Ihr Körpergewicht ein und brauchen keine Geräte. Anders als beim Dehnen müssen Sie die Übungen nicht unmittelbar nach dem Lauf durchführen. Eine ideale Unterlage wären Rasen, Teppich, ein Handtuch oder eine Matte. Sie sollten sich vorher ein wenig aufwärmen und dabei zur Not auf der Stelle tippeln.

So kräftigen Sie richtig

Um einen Kraftzuwachs zu erreichen, gehen Sie vorsichtig an Ihre individuelle Erschöpfungsgrenze. Sie müssen sich kurzzeitig intensiver bis in den anaeroben Bereich belasten. Es ist für Läuferinnen zum Training der Kraftausdauer besser, etwas weniger Gewicht aufzulegen und eine höhere Wiederholungszahl anzustreben. Beispiel: Frauen machen Liegestütze mit den Knien am Boden, während Männer die Arm- und Schulterpracht intensiver von den aufgestützten Füßen stählen. Die Kräftigungsübungen sollten Sie wegen der höheren Belastung nur zwei- bis dreimal pro Woche durchführen, am besten an Zwischentagen oder nach lockeren Läufen. Machen Sie bei allen Übungen mehrere Wiederholungen, wechseln gegebenenfalls die Seiten ab und lockern dazwischen die Muskulatur durch Ausschütteln. Halten Sie während der Übungen nicht die Luft an. Bei den meisten Kräftigungsübungen können Sie die Endstellung entweder halten oder dynamisch etwa im Sekundentakt wippen.

1 Bauchmuskulatur

Sie winkeln in Rückenlage die Beine an und lassen diese entspannt. Nun heben Sie nur die Schultern von der Unterlage und halten diese Position oder wippen mit den Armen nach vorne gestreckt links, zwischen und rechts neben die Beine. Die Lendenwirbelsäule bleibt rückenschonend flach am Boden. Sie können mit den Händen auch den Nacken abstützen, aber dabei nicht den Oberkörper am Kopf hochziehen.

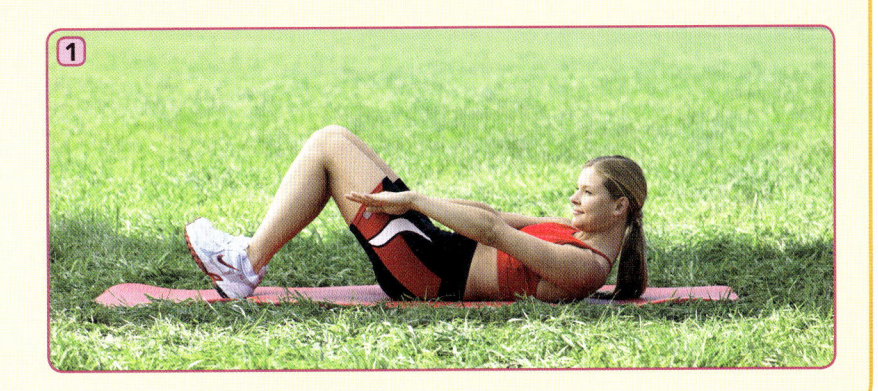

STEP 7 Gymnastik und Laufstil

Die besten Übungen

[2] [3] Seitliche Rumpfmuskulatur

Legen Sie sich auf die Seite und stützen sich mit dem Unterarm flach auf dem Boden ab. Der Körper ist gestreckt. Nun heben Sie die Hüfte vom Boden ab und gehen in den Seitstütz. Halten Sie diese Position eine Weile. Wenn Sie noch nicht so kräftig sind, können Sie das obere Bein vor dem Körper aufsetzen [3]. Dadurch nehmen Sie Gewicht aus der Übung. Auch diese Kräftigung können Sie dynamisch durchführen, indem Sie das Becken anheben und wieder ablegen.

[4] Rückenmuskulatur

Aus dem Vierfüßlerstand heben Sie diagonal den linken Arm und das rechte Bein, also nicht Arm und Bein derselben Seite, in die Waagerechte. Halten Sie diese Position bis zur Ermüdung und nehmen sich dann die andere Seite vor. Sie sollten dabei das Becken nicht seitlich hochdrehen. Schauen Sie bei der Übung nach unten.

[5] Oberkörper- und Armmuskulatur

Zur Kräftigung der Vorder- und Rückseiten des Oberkörpers, Schulterbereichs und der Armmuskulatur können Sie Liegestütze in zwei Varianten durchführen. Diese Übung wird normalerweise dynamisch ausgeführt, wobei Sie den gestreckten Körper nach unten schauend zur Unterlage absenken, ohne diese zu berühren.

Einsteigerinnen oder Übergewichtige sollten sich zunächst mit den Knien aufstützen. Wenn Sie mehr Kraft haben, können Sie auch die normalen »Männerliegestütze« auf Fußspitzen und Händen trainieren.

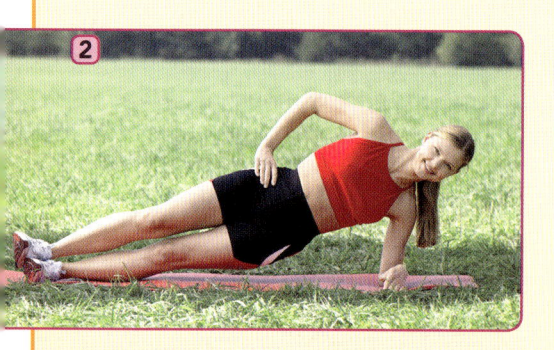

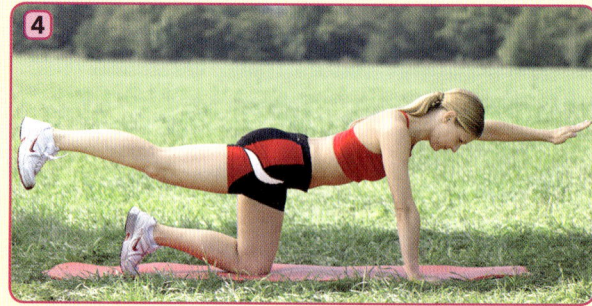

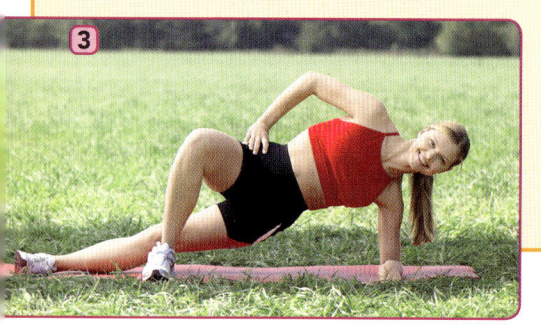

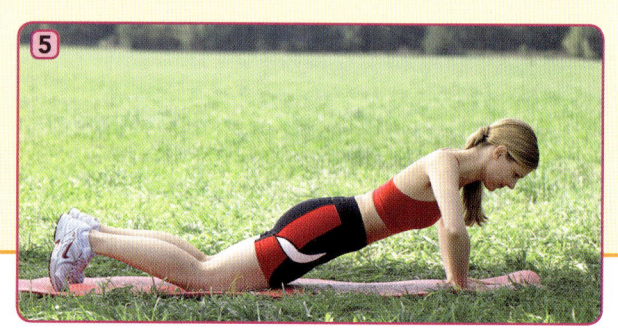

Die besten Übungen

6 Bauch-, Rücken-, rückwärtige Oberschenkelmuskeln

Diese Kombinationsübung stärkt Rumpfmuskulatur und die Rückseite der Oberschenkel. In Rückenlage winkeln Sie ein Bein an, das andere bleibt gestreckt. Nun heben Sie das Becken und das gestreckte Bein in eine gerade Linie. Das Gewicht liegt auf den Schultern und dem gewinkelten Bein. Diese Position halten oder dynamisch ausführen. Wenn Sie noch wenig Kraft haben, können Sie beide Beine anwinkeln und das Gesäß von Boden abheben, bis der Oberkörper in eine gerade Linie mit den Oberschenkeln kommt.

7 Oberer Rücken, Muskeln zwischen den Schultern

Stellen Sie sich eine Fußlänge entfernt von einer Wand auf und lehnen sich mit den Schultern dagegen. Je weiter Sie von der Wand wegstehen, desto schwerer wird die Übung. Heben Sie seitlich die Oberarme, bis sie einen rechten Winkel zum Körper bilden. Nun stemmen Sie den gerade gestreckten Körper dynamisch mit den Ellenbogen von der Wand ab. Das ist sehr anstrengend, weil die obere Rückenmuskulatur stark abgeschwächt ist. Sie sollten die Arme dabei nicht absinken lassen. Diese Übung wirkt gegen Rundrücken und verbessert die Armhaltung beim Laufen.

Kräftigung der Fußmuskulatur

Sie sollten Ihrer Füße durch Kräftigung und gelegentliches Barfußlaufen auf einer gepflegten Wiese oder am Strand stabilisieren. Zehn Minuten reichen zu Beginn. Ziehen Sie so oft wie möglich Ihre Schuhe aus und lassen die Zehen und Fußmuskeln frei spielen. Gehen Sie zu Hause auf Socken oder barfuß auf Teppichboden. Greifen Sie mit den Zehen kleine Gegenstände und heben sie hoch. Lassen Sie Ihre Füße kreisen, strecken und zusammenziehen. Sie können sich beim Zähneputzen auf die Zehen aufrichten und wieder auf die Fersen runterlassen.

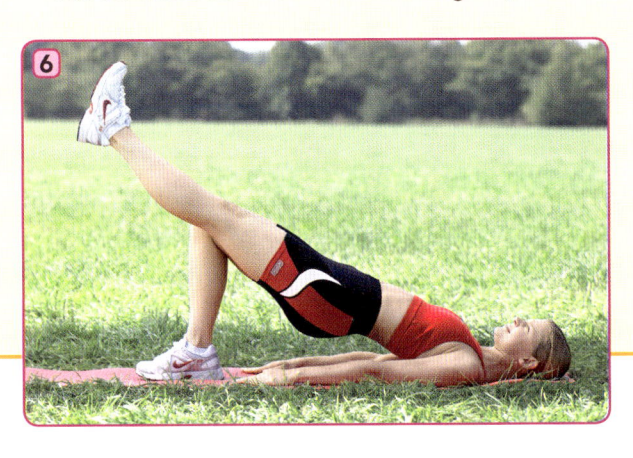

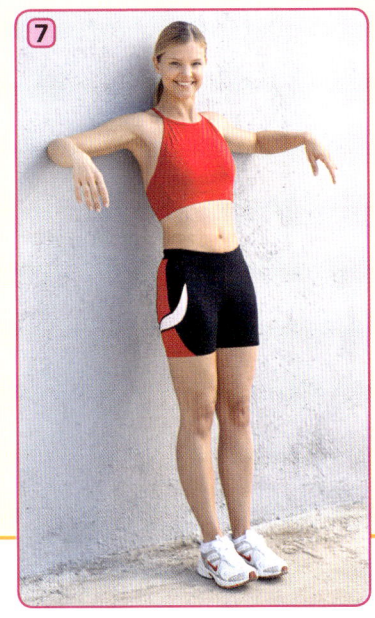

STEP 7 Gymnastik und Laufstil

Den Laufstil optimieren

Freizeitläufer haben selten Trainer, die ein Auge auf den Laufstil richten. Während Sprinter und Mittelstreckler am Laufstil feilen, vernachlässigen viele Langstreckenläufer insbesondere die Armarbeit sträflich.

Marathonläuferinnen vernachlässigen es oft, den Oberkörper zu dehnen und zu kräftigen.

Der richtige Armschwung

Sie können mit den Armen laufen oder zumindest die Bewegungsrichtung unterstützen. Sprinter setzen das bewusst und kraftvoll ein. Die Arme schwingen locker nach vorne neben den Kopf. Langstreckler haben meist dünnere Oberärmchen und fuchteln damit mehr oder weniger seitlich oder vor dem Körper hin und her und vergeuden bei dieser Fehlbewegung Energie, die man besser in den Vortrieb investieren sollte. Sicherlich brauchen Langstreckenläufer nicht die Muskelpakete der Sprinter, aber wohin die Arme schwingen, ist nicht egal. Der richtige lockere Armschwung führt seitlich neben dem Rumpf nach vorne, nur leicht nach innen. Er sollte auf keinen Fall die Mittellinie des Körpers überschreiten.

Videolaufstilanalyse hilft

Da man sich nicht selbst laufen sieht, hilft eine Videolaufstilanalyse weiter. Sollten Sie dabei die Arme zu weit nach innen führen oder sogar mit den Schultern stark vor- und zurückpendeln, gibt es dafür sicherlich mehrere Ursachen wie reine Nachlässigkeit, aber meist muskuläre Ungleichgewichte. Die verkürzten Brustmuskeln ziehen die Schultern nach vorne und damit die Arme nach innen. Die abgeschwächten oberen Rückenmuskeln können nicht gegenhalten. Je steifer man im Oberkörper ist, desto mehr ersetzt schließlich auch Vor- und Zurückpendeln der Schultern das lockere Armschwingen. Das ist unökonomisch und bedeutet unnötigen Kraftaufwand, da dieses Pendeln des Rumpfs immer wieder korrigiert werden muss.

Pseudo-X-Bein

Es sind überwiegend Frauen, denen durch seitliches Rauswerfen der Unterschenkel X-Beine nachgesagt werden. Nicht immer ist es wirklich eine Fehl-

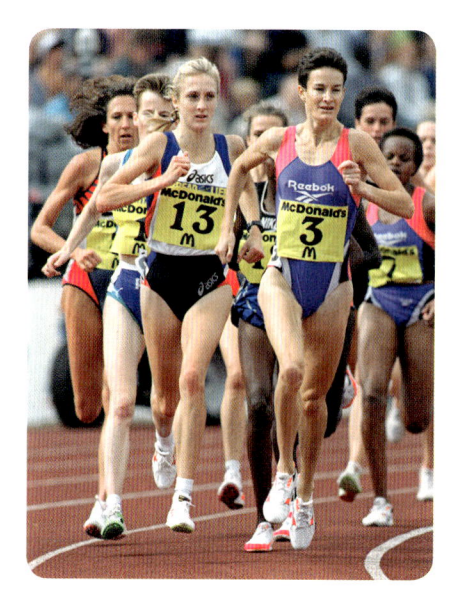

Im Gegensatz zu Sprinterinnen haben Langstreckenläuferinnen schmälere Oberarme. Viele Weltklasseläuferinnen führen die Arme zu weit nach innen.

Den Laufstil optimieren

stellung. Bei genauerem Hinsehen schaukeln nicht wenige mit den Schultern vor und zurück, die Arme werden nur passiv nach innen mitgedreht. Nicht selten werden die Arme auch schützend vor der Brust getragen. Die statische Ausgleichbewegung dieser Verdrehung des Oberkörpers ist ein seitwärtiges Ausschlagen der Unterschenkel in die Gegenrichtung.

Ganz bewusste Arbeit am Laufstil, Gymnastik und Lockerung würden dieses »Pseudo-X-Bein« verschwinden lassen. Vielleicht laufen Sie allerdings schon seit vielen Jahren unbewusst in diesem Bewegungsmuster. Die manifestierten neuromuskulären Verschaltungen können Sie nur durch konsequentes Umstellen und Bewusstmachung während des Laufens umprogrammieren.

Arme eng am Körper vorbeiführen

Weitere Fehler sind zu hoch angewinkelte oder zu tief hängende oder auch asymmetrisch geführte Arme. Beim idealen Armschwung bilden Unter- und Oberarm ungefähr einen rechten Winkel. Die Arme sollten eng am Körper nach vorne vorbei geführt werden. Eine zu weit geschnittene Laufbekleidung, die Jacke, die häufig bei Laufeinsteigerinnen während des Trainings ausgezogen und um die Hüfte geknotet wird, zwingt zu einer breiten Armführung. Die Hände sollten nicht zu einer Faust verkrampft werden. Das verspannt bis in die Schultern. Der Daumen ist oben, und die Finger sind ganz locker.

Fehlbewegungen vermeiden

Laufen Sie in aufrechter Haltung, der Oberkörper ist, um die freie Atmung nicht zu behindern, nur ganz leicht nach vorne geneigt. Wenn die Rumpfmuskulatur bei Ermüdung zu schwach wird, beginnt der Oberkörper zu wackeln, das Becken rutscht nach hinten, man sackt in eine Sitzhaltung und kippt verstärkt nach vorne. Diese Instabilität führt wiederum zunehmend zu schlechter koordinierten Bewegungen der Arme und Beine. Eine gut ausgebilde-

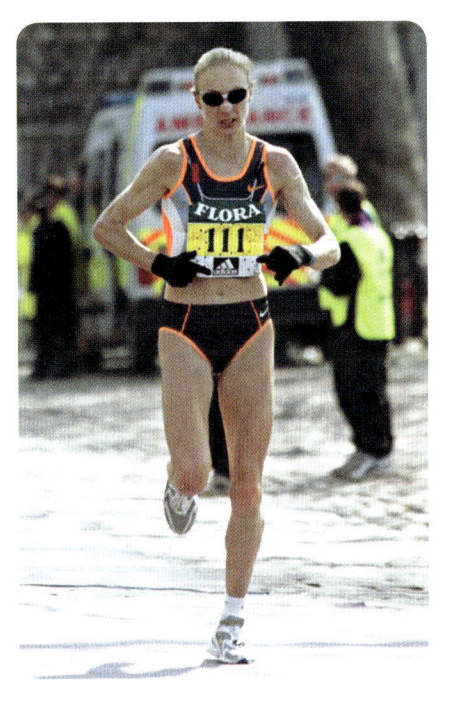

Stil ist nicht alles: Die Weltmeisterin »Queen« Paula Radcliffe läuft beim London Marathon 2003 kopfrollend und mit weit ausladenden Ellenbogen mit 2:15:25 Weltrekord und schneller als ihre Landsmänner. Sie gewinnt damit den Preis für den »schnellsten Engländer«. Als frühere Bahnläuferin bevorzugt sie auch beim Marathon den Mittelfußlauf.

Nur durch beharrliches Üben ist es möglich, eingeschliffene Fehlhaltungen beim Laufstil umzustellen.

STEP 7 Gymnastik und Laufstil

Eingezwängt in nicht selten falsches Schuhwerk, leistet der Fuß Schwerstarbeit. Bei einem Marathon wuchtet er über die gesamte Distanz einige tausend Tonnen hoch.

te und ausdauernde Rumpfmuskulatur hingegen bildet ein solides Widerlager, einen ruhenden Pol für die Arm- und Beinarbeit und ist für die Laufökonomie ganz wichtig.

Ökonomischer Schritt

Versuchen Sie, beim Laufen keinen künstlich großen Schritt hinzulegen. Das wäre für Langstreckenläufer zu verletzungsanfällig und auch nicht ökonomisch. Mittelstreckerlinnen üben durch spezielles Krafttraining für die Beine, schnelle Läufe und Hügelsprünge die Kraft für einen großen raumgreifenden Schritt. Eine Einsteigerin, aber auch eine gute Marathonläuferin sollte dagegen eher einen unspektakulären, schleichenden Schritt üben, bei dem man die Beine nicht mehr als nötig hebt.

Die optimale Fußarbeit

Die Fußarbeit hängt von Untergrund, Geländeprofil, Laufgeschwindigkeit, Körpergewicht, Fußanatomie, Beinstellung, Muskelkraft, Ermüdungsgrad und den richtig gewählten Laufschuhen ab. Auch hier hilft eine Videolaufstilanalyse. Die Fußspitzen sollten auf festem Untergrund wie Asphalt möglichst nach vorne zeigen, sonst verschenken Sie einige Zentimeter. Beim schnellen Laufen werden die Füße fast

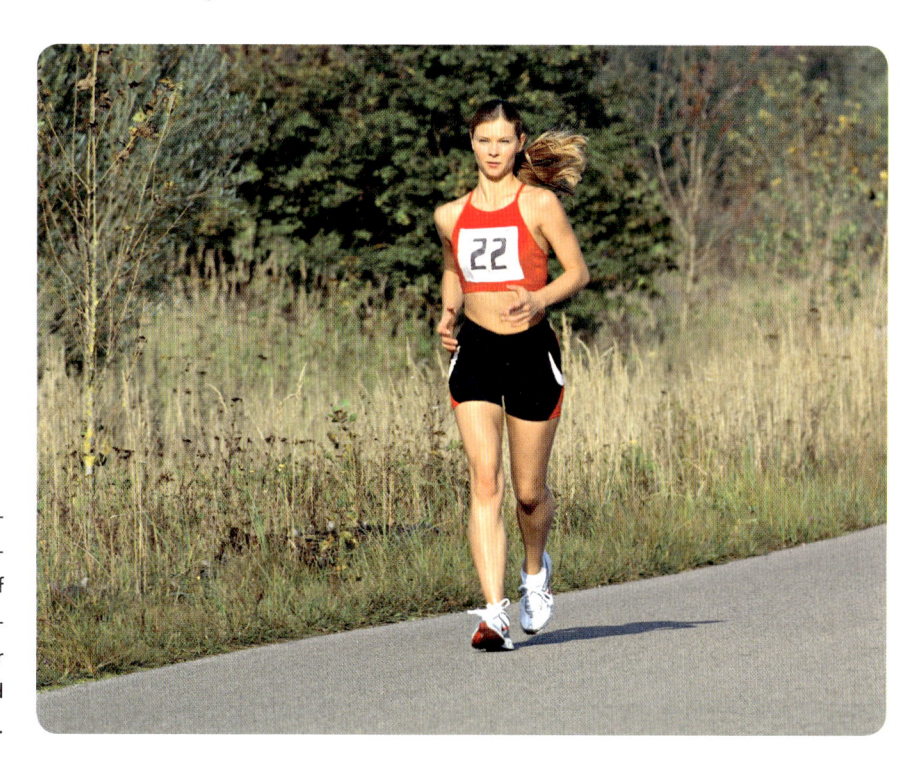

Für Freizeitläuferinnen sind der Rückfuß- oder Fersenlauf und ein eher schleichender, kürzerer Schritt normal und ökonomisch.

Den Laufstil optimieren

auf einer Linie aufgesetzt. Ballen- oder Vorfußläufer landen auf dem Vorfuß und stoßen sich darauf wieder ab. Man kann für Sprint, Mittelstrecke oder am Berg mehr Kraft entwickeln, der Stil ist aber wegen der doppelten Belastung von Vorfuß, Achillessehnen und Waden nicht ohne Risiko.

Kraftsparender Marathonschritt

Beim Fersen- oder Rückfußlauf wird bei leicht gewinkeltem Knie mit der Außenkante der Ferse zuerst aufgesetzt und dann über den ganzen Fuß abgerollt. Sie gewinnen in dieser stabilen Phase am Boden, ohne wie beim Vorfußlauf dafür entsprechend höher und weiter zu springen, rund 30 Zentimeter. Dabei kann es allerdings bei Überpronierern zu einer gelenkbelastenden Kippbewegung nach innen kommen. Diese lässt sich durch einen stabilen Laufschuh oder Einlagen ausgleichen.

Wenn es wie im Marathon darum geht, ökonomisch und sparsam zu laufen, ist ein leichter Fersenlauf am besten. Nahezu alle Marathonläufer der Weltspitze rollen über den ganzen Fuß ab. Die Weltrekordlerin Paula Radcliffe ist als Mittelfußläuferin eher eine Ausnahme. Das Natürlichste und orthopädisch Schonendste für den Körper ist es, alle Stilarten zu beherrschen und sie je nach Geschwindigkeit, Untergrund und Geländeprofil einzusetzen und abzuwechseln.

Laufschule, Koordinationsläufe

Den überflüssigen Pfunden, dem Blutdruck oder dem Herz-Kreislauf-System ist es vollkommen schnuppe, ob Ihr Laufstil gut oder schlecht ist. Wettkampfläuferinnen sollten allerdings Kraft, Kniehub, Schrittlänge und Koordination vor allem für die schnelleren Distanzen wie Zehn-Kilometer-Läufe und kürzer verbessern. Das geschieht teils beim Intervalltraining und in Steigerungsläufen, gezielt aber bei einer Laufschulung, auch Lauf-ABC oder Koordinationsläufe genannt, wodurch Sie Ihr Potenzial viel besser ausschöpfen und Ihren »Hausrekord« verbessern können.

Ein- bis zweimal pro Woche können Sie im Rahmen einer Joggingeinheit spielerisch ein Programm über rund 15 Minuten durchführen. Ideal ist ein Rasenplatz oder Waldboden leicht bergan. Eingerahmt mit Warm- und Auslaufen absolvieren Sie über jeweils 30 bis 100 Meter Rückwärts-, Seitwärts-, Hopser-, Kniehebe-, Sprung-, Steigerungsläufe und Einbeinhüpfen. Dazwischen gehen oder traben Sie ganz langsam. Machen Sie einige Wiederholungsserien, aber nicht bis zur totalen Erschöpfung.

Neben dem Gymnastikprogramm auf Seite 104ff. mit Dehnungs- und Kräftigungsübungen verbessern Sie Ihren Laufstil auch mit simplen Koordinationsübungen wie Armkreisen vorwärts, rückwärts und gegeneinander.

Letztlich spiegelt Ihr Laufstil auch Ihre Anatomie und eventuell Ihre Verletzungsgeschichte wider.

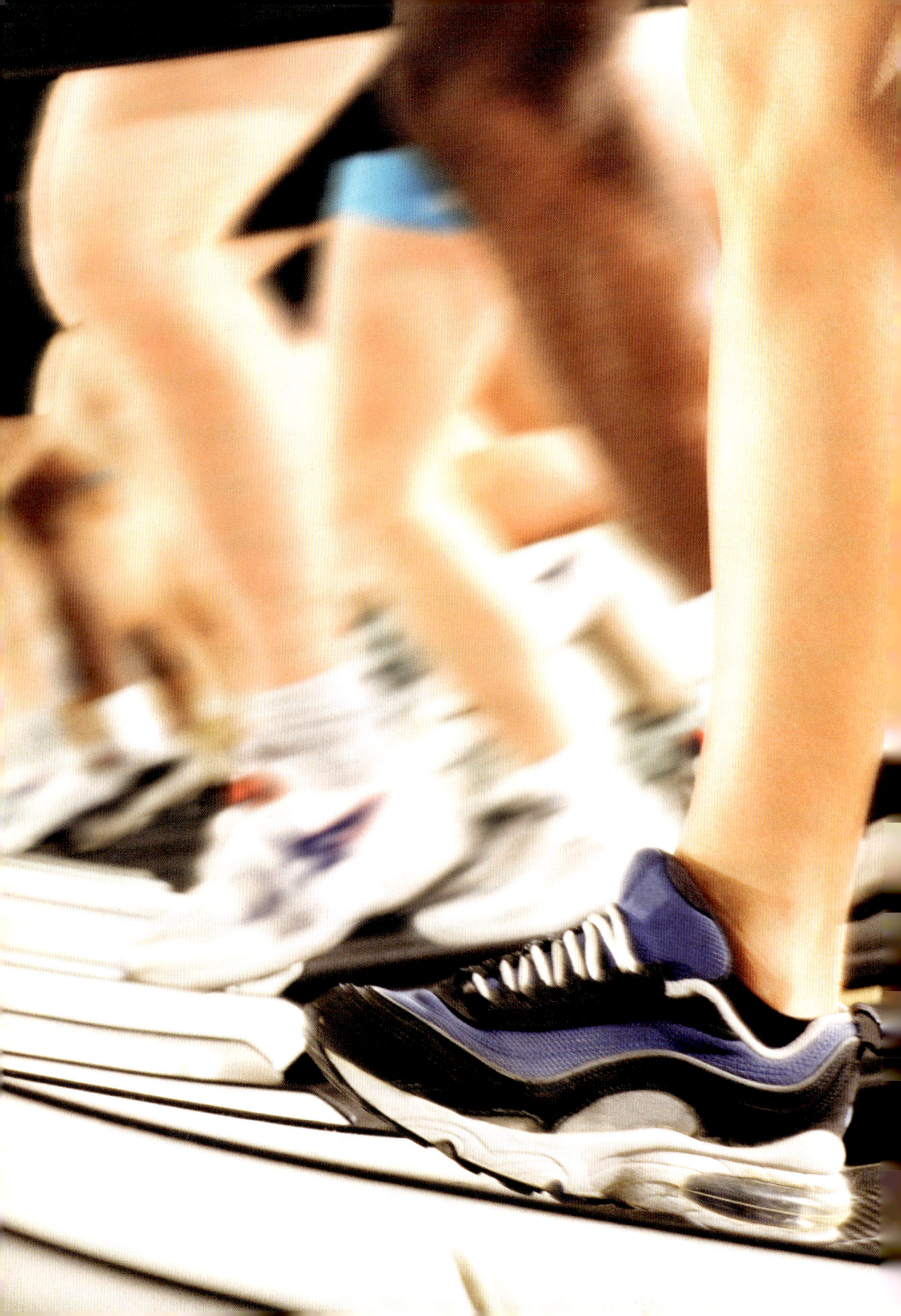

STEP 8

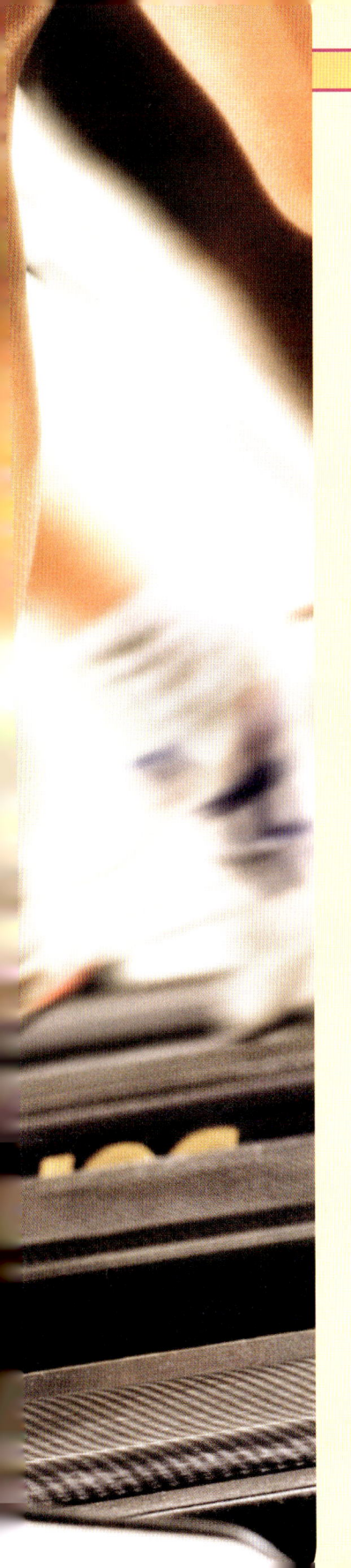

Laufend in Form bleiben

Eine umsichtige Trainingsplanung hilft, Verletzungen und Probleme vorausschauend zu vermeiden. Damit Sie beim Fitness- und Wettkampflaufen nicht den Spaß verlieren, sollten Sie neben dem Laufen auch Trainingsalternativen einplanen. Das erhält Beweglichkeit, Kraft und Geschicklichkeit und dient außerdem der Entspannung.

STEP 8 Laufend in Form bleiben

Ergänzungs- oder Crosstraining

Trainieren Sie abwechslungsreicher, denn Laufen allein ist zu einseitig! Bei Verletzungen wird einem oft nicht viel anderes übrig bleiben als auf verwandte Ausdauersportarten umzusteigen. Aber auch nach einem Marathon oder am Saisonende ist es Zeit umzusteigen.

Walking, Aerobic oder Tanzen

Bei einer Schwangerschaft wird man zu Beginn vielleicht noch langsam joggen, später aber mit Walking, Nordic Walking oder Schwimmen besser beraten sein. Auch leistungsorientierte Läuferinnen profitieren an Zwischentagen z. B. von zusätzlichem Radtraining im Sommer und Skilanglauf im Winter. Je nach Neigung könnten Sie auch Inlineskaten, Rudern, Aerobic, Spielsportarten und sogar sportliches Tanzen als so genanntes Crosstraining für die Ausdauerfitness einsetzen.

Indoortraining im Winter

Im Spätherbst, wenn die dunkle und kalte Jahreszeit beginnt, hören viele mit dem Training auf. Wenn Sie sich im Winter mit viel Willensstärke durchbeißen, verlieren Sie Ihre Fitness nicht, die Muskeln bauen nicht ab und Sie starten ohne überflüssige Pfunde bereits in den Frühling. Auch bei Dunkelheit ist ein sicheres Ergänzungstraining möglich. Im Hallenbad könnten Sie abends schwimmen oder beim Aquajogging mit einem Auftriebsgurt im Wasser laufen. Im Sportverein wird oft ein Hallentraining angeboten. Ein ergänzendes Zirkeltraining mit alternierenden Kraft- und Koordinationsübungen wäre optimal. Mit Spielsportarten schulen Sie Ihre Ausdauer, Geschicklichkeit und Reflexe. Warum nicht im Fitnesscenter oder zu Hause vor dem Fernseher auf einem Ergometer radeln? Eine Rudermaschine oder Spinning ohne Hetzcharakter sind im Studio eine gute Alternative.

Laufbandtraining

Viele Weltklasseläuferinnen nutzen Laufbänder im Winter. Wer im Flachland wohnt, kann mit verstellbarem Steigungswinkel sogar einen Berglauf simulieren. Laufbandtraining kann Laufen im Freien zwar nicht ersetzen, ist aber die beste Alternative an üblen Wintertagen bei Dunkelheit, Schmud-

Die frühere Marathon- und 10 000-Meter-Weltrekordlerin Ingrid Kristiansen absolvierte in Norwegen im Winter einen Großteil ihres Trainings auf dem Laufband. Dabei konnte sie auch prima ihren kleinen Sohn überwachen.

Regenerieren und Entspannen

delwetter, Schnee und Glatteis. Übermäßiges Schwitzen können Sie mit einem Ventilator vermindern.

Skilanglauf

Im Freien könnten Sie im Winter ergänzend Skilanglauf, Schneeschuhwandern oder Schlittschuhlaufen dazunehmen. Skilanglauf, die Mutterdisziplin des Nordic Walkings, ist ein perfektes Training für den ganzen Körper mit tollem Winterlandschaftserlebnis und hohem Gesundheitswert. Dabei werden fast alle Muskeln und vielseitige Koordination trainiert. Der Skatingstil ist genauso geeignet wie die klassische Diagonaltechnik. Im Rahmen eines Winterurlaubs kann ein spielerisches Höhentraining mit Skilanglauf und Laufeinheiten durchgeführt werden.

Radfahren

Radfahren ist fast ganzjährig geeignet, allerdings erfordert es für den gleichen Trainingseffekt und Kalorienverbrauch etwa doppelt so lange Übungszeiten, da man einen Teil mit Inaktivität beim Rollen verbringt. Der Sattel trägt das Körpergewicht, und die Beinmuskeln arbeiten fast allein. Die Pulswerte sollten daher im Vergleich zum Laufen um rund 15 Schläge niedriger liegen. Achten Sie auf die Reihenfolge, denn eine intensive Laufeinheit fällt nach einer Radtour schwer. Biken ist wie Berglaufen oder Skilanglauf ein hervorragendes Kraftausdauertraining. Treten Sie aber nicht zu schwere Gänge. Den gewonnenen Kraftausdauerzuwachs können Sie in der Saison mit Intervalltraining in Laufgeschwindigkeit ummünzen. Wer fit ist, kann auf dem Rad orthopädisch schonend viele Stunden im Grundlagenausdauerbereich fahren. Sattel, Lenker und Rahmen sollten richtig auf Sie eingestellt sein. Fahren Sie nie ohne Helm.

Regenerieren und Entspannen

Trotz aller guten Trainingsvorgaben durch Leistungsdiagnostik und Pläne bleibt im Trainingsprozess der Bewegungsapparat die Schwachstelle. Wie in der Steinzeit lernen wir an Versuch und Irrtum, wie viel die Knochen letztlich aushalten. Umso wichtiger sind die richtigen Maßnahmen zur Regeneration der beanspruchten Systeme.

Geheimnis der Trainingsqualität

Gegen ein simples Geheimnis der Trainingsqualität wird oft verstoßen: lieber weniger Intensität, die aber richtig verdaut wird, als zu viel bolzen – und die Anpassung kommt nicht hinterher. Es gibt Tage, da ist Nichtstun sogar das Beste. Geben Sie dem Körper die nötige Pause, bevor er sie sich durch Verletzung oder Erkrankung nimmt. Eine

Die Pulswerte beim Skilanglauftraining liegen ähnlich wie beim Laufen. Sie können dabei wenigstens dieselbe Zeit, bei gutem Trainingszustand sogar wesentlich länger und orthopädisch schonender im Vergleich zum Laufen unterwegs sein.

STEP 8 Laufend in Form bleiben

Einsteigerinnen und Läuferinnen ab 40 werden zur Regeneration vielleicht noch etwas länger benötigen. Aber je besser Ihre Grundlagenausdauer ist, desto schneller werden Sie sich von den Belastungsspitzen erholen. Auch die Genetik spielt eine Rolle: Die Knochen von Spitzenläuferinnen halten schlichtweg mehr aus.

einfache Regel lautet: one day hard – one day easy! Auf ein hartes Training folgt ein lockerer Tag. Das gilt umso mehr nach Wettkämpfen. Planen Sie nach Rennen für Regeneration mit nur leichten Dauerläufen mindestens die halbe Zahl an Tagen ein, wie die Strecke in Kilometern lang war. Sie sollten keine harten Einheiten laufen nach:
- **Fünf-Kilometer-Rennen** für die nächsten drei Tage
- **Zehn-Kilometer-Rennen** für knapp eine Woche
- **Halbmarathon** in den folgenden zehn Tagen
- **Marathon** für rund drei Wochen

Auslaufen

Die Regeneration beginnt schon während des Trainings oder Wettkampfs. Das schnelle Programm mit ein bis zwei Kilometern im Joggingtempo und Dehnen zu beenden, ist verletzungsmindernd. Diese aktive Erholung mit Luxusdurchblutung ist eine Massage und Sauerstoffdusche von innen. Wer sich nicht ausläuft, braucht sich über harte Waden und stärkeren Muskelkater nicht zu wundern.

Kaltes Wasser und Sauna

Wechselduschen, kaltes Abbrausen der Beine und Gehen in kaltem Wasser sind eine anregende und wirkungsvolle Maßnahme zur Steigerung der Durchblutung. Optimal ist auch Schwimmen im warmen Wasser eines Thermalbads. Auch ein warmes Wannenbad oder Sauna wirkt nach dem Training entspannend auf Körper und Seele. Beim Saunabesuch schwitzen Sie viel Wasser, Mineralstoffe und Umweltgifte aus. Diese Gewichtsabnahme ist natürlich kein Fettabbau und Sie sollten das Defizit hinterher unbedingt mit Mineralwasser auffüllen. Kalte Güsse nach den Saunagängen stärken ebenfalls Kreislauf, Immunsystem und die Durchblutung der Muskeln.

Massagen

Nach einer harten Belastung ist eine Massage Wohltat für die verspannten Muskeln. Dadurch werden die Regeneration angeregt und Verhärtungen abgebaut. Nach den harten Strapazen des Trainings erfährt aber nicht nur der Körper eine Streicheleinheit und Zuwendung, denn ein guter Masseur versteht es auch, die Seele zu massieren.

Im Schlaf erholen

Man erholt sich im Schlaf, denn über Nacht regenerieren alle Energiesysteme; Enzyme, Botenstoffe und die Muskeln werden repariert. Laufprofis pflegen ein ausgiebiges Mittagsschläfchen, während Sie noch bei der Arbeit sitzen müssen. Nicht wenige stressgeplagte Mütter und Berufstätige versuchen, ihr Marathontraining neben einem anstrengenden Alltag durchzuziehen. Die Zeit wird vom Schlafen abgezwackt. Folge: Man ist chronisch übermüdet, das Training klappt nicht so recht, und der Marathon wird schlecht gelaufen. Rechnen Sie in den letzten zwei Monaten der heißen Phase des Marathontrainings mit ein bis zwei Stunden mehr Schlaf.

Verletzungen vermeiden

Laufen ist vernünftig betrieben keine Risikosportart. Es verursacht im Vergleich zu Fußball fast zehnmal weniger Unfälle und Verletzungen. 83 Prozent Laufunfälle passieren übrigens Männern. Viele Verletzungen resultieren aus Unvernunft und falschem Ehrgeiz. Wenn Sie vorausschauend Ihr Training planen und die verbreitetsten Trainingsfehler und Ursachen für Verletzungen vermeiden, können Sie viele Jahre mit Spaß sogar Marathon laufen.

Training nach Körpergefühl

Steigern Sie weder Intensität noch Umfang des Trainings zu abrupt. Lassen Sie Ihrem Körper immer Zeit, sich an ein neues Belastungsniveau zu gewöhnen. Wenn Sie jahrelang keinen Sport getrieben haben, erwarten Sie kein Wunder in zwei Wochen! Ein dauernd überforderter Körper kann sich nicht anpassen.

Sie können durch rechtzeitiges Reagieren auf die ersten Alarmsignale des Übertrainings – erhöhten Ruhepuls, Verspannungen und Abgeschlagenheit oder schlimmer Schmerzen am Bewegungsapparat – langwierige Überlastungsschäden verhindern.

Falsche Schuhe und Wurzelwege

Richtig gewählte Schuhe, eventuell mit Einlagen, und korrigierte Fehlstellungen helfen, orthopädische Probleme zu vermeiden. Unebener, zu weicher oder harter Untergrund wie Schnee, lockerer Sandboden, schiefer Strand, Asphalt oder unebene Wurzelpfade gefährden Gelenke und Achillessehne. Gelegentlich können Sie darauf laufen, aber orthopädisch am besten ist ebener und fester Naturboden. Bergab knallen Sie bei jedem Schritt mit einem Vielfachen Ihres Körpergewichts auf den Boden. Sie sollten langsamer über

Reagieren Sie gleich am ersten Tag nach einer Verletzung, nicht erst nach Wochen, wenn es bereits chronisch geworden und oft zu spät ist.

Schmerz als Körpersignal

Der Körper will uns mit Schmerzen oft nur signalisieren, dass etwas schief läuft. Gut wäre es, die Ursachen ausfindig zu machen und abzustellen. Aber viele bekämpfen nur die Symptome und betäuben sich mit Schmerztabletten. Abgesehen von den Nebenwirkungen wird die Ursache nicht beseitigt. Es wird weitergelaufen, bis das Beschwerdebild chronisch und vielleicht eine Operation unvermeidbar wird. Die Ursachen zu finden und zu beseitigen, ist mühsamer, aber erfolgversprechender. Die wichtigsten Verletzungsursachen:

- Übergewicht
- Falsches Schuhwerk
- Mangelnde Gymnastik
- Zu harter, schiefer oder unebener Untergrund
- Training zu rasch gesteigert
- Unerkannte Fehlstellungen
- Zu hohes Trainingstempo
- Ernährungsfehler

STEP 8 — Laufend in Form bleiben

Rund drei Viertel aller Läufer rennt im Training zu schnell. Je schneller Sie laufen, desto höher belasten Sie den Bewegungsapparat; das gilt natürlich besonders für Übergewichtige. Außerdem werden die Erholungszeiten erheblich verlängert. Sie betreiben Raubbau und nicht Aufbau.

den ganzen Fuß abrollend und federnd im Knie mit kleineren Schritten runterjoggen. Bergan ist das umgekehrt, Sie sind langsamer und fallen nicht so tief.

Warmlaufen, nicht hetzen

Laufen Sie sich zu Beginn des Trainings oder Rennens langsam warm, um Ihren Stoffwechsel und Ihre Durchblutung anzukurbeln. Die Muskulatur ist anfangs steif und bei sofortiger hoher Belastung sehr verletzungsanfällig. Mit dem Auto fahren Sie auch nicht gleich Vollgas. Die Gelenke werden geschmiert, die Erhöhung der Körpertemperatur beschleunigt die Stoffwechselreaktionen. Die Muskulatur wird leistungsfähiger.

PECH gehabt – was tun?

Sollte trotz aller Vorsicht etwas schiefgegangen sein und Sie spüren Schmerzen am Knie, an der Achillessehne oder Sie haben sich den Fuß verstaucht, haben Sie Pech gehabt. Das Wort PECH steht eigentlich für die Merkregel der Sofortmaßnahmen: »P« für Pausieren, »E« für Eisbeutel, also rasche, durchblutungsfördernde und schmerzlindernde Kühlung. »C« für C(K)ompression und »H« für Hochlagern zur Verhinderung und Abfluss der Schwellung. Kühlen Sie die gereizte Stelle mit Eiswürfeln in einem Wasserbeutel für zehn Minuten. Legen Sie unter Kältepacks immer einen feuchten Lappen, um Hauterfrierungen zu vermeiden.

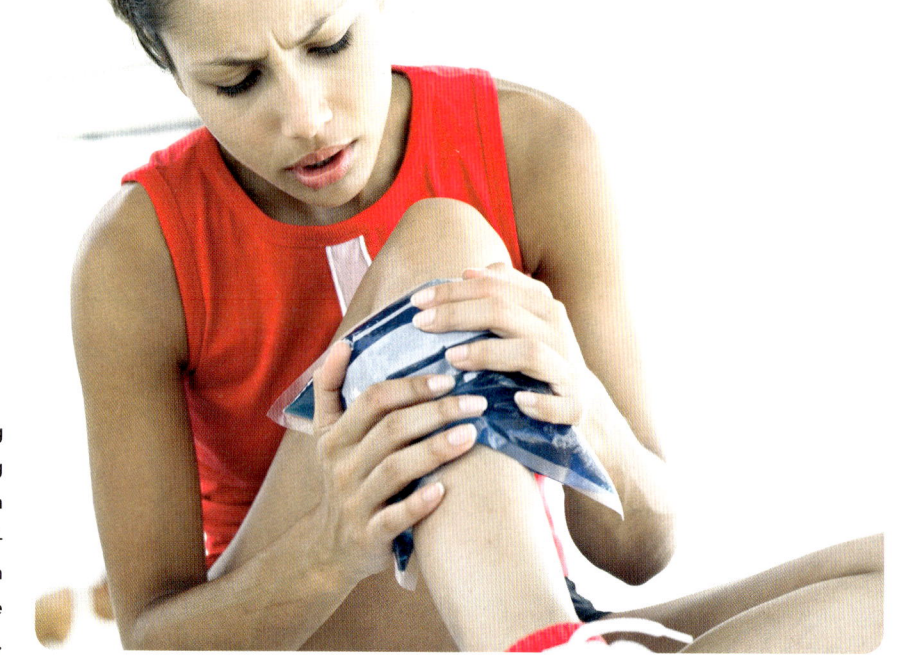

Eine rasche Kühlung nach dem Training lindert bei ersten Verletzungsanzeichen die Schmerzen und fördert die Durchblutung.

Verletzungen vermeiden

Oft hilft ein Fußbad in Eiswasser. Beginnen Sie damit schon beim ersten Verdacht einer Überlastung. Kühlen Sie immer nach dem Training. Vorher kann Aufwärmen mit einem Heizkissen oder Infrarotstrahlung sinnvoll sein. Joggen Sie weniger und langsamer oder steigen vorübergehend auf Radfahren, Walking oder Aquajogging um. Sollte es etwas Schlimmeres sein, erkundigen Sie sich nach einem sporterfahrenen Orthopäden beim Verein, Lauftreff oder im Sportfachgeschäft.

Bei Fieber nicht laufen

Leider passiert es nicht selten, dass man kurz vor dem Marathon vielleicht etwas übertrainiert einen grippalen Infekt bekommt. Das Immunsystem ist am Anschlag. Bei Fieber, wenn die Körpertemperatur erhöht ist, muss mit dem Training pausiert werden, da sonst eine Herzschädigung durch eine Herzmuskelentzündung auftreten kann. Das kann im Wettkampf sogar zum Herzversagen führen. Bleiben Sie also, so schwer es fällt, vernünftig und laufen nicht. Verschieben Sie einen geplanten Wettkampf.

Wie lange es dauert, bis Sie wieder das Training aufnehmen können, hängt von der Schwere und Art der Erkrankung ab. Ihr Ruhepuls und der Körper sagen es Ihnen, wenn Sie in sich hineinhorchen. Regelmäßig Sporttreibende haben in der Regel ein gutes Körpergefühl. Bei einem Krankheitsgefühl sollte unbedingt mit dem Lauftraining ausgesetzt werden. Versuchen Sie danach nicht, so schnell wie möglich das Versäumte nachzuholen. Man kann ein paar Tage oder Wochen im Training verlieren, aber schlimmer wäre es, sich die Gesundheit zu ruinieren! Besteht demgegenüber nur eine leichte Erkältung, können leichte, lockere und kürzere Läufe absolviert werden.

Seitenstechen

Seitenstiche beim Laufen haben verschiedene Ursachen: zu viel, falsch oder zu spät gegessen und getrunken? Sie sollten nur leicht verdauliche Nahrung vor dem Laufen essen, z. B. eine Banane eine Stunde vorher. Trinken Sie nicht zu viel auf einmal! Sind Sie zu schnell losgelaufen? Das Blut wird ruckartig von den Eingeweiden aus Milz, Leber und Darm in die Beine abgezogen. Wer schon länger läuft, optimiert diese Blutumverteilung.

Im Rennen kann es zu einer vorzeitigen Ermüdung und Verkrampfung des Zwerchfells, dem stärksten Atemmuskel, kommen. Dagegen schützen Training und präventives Bauchmuskeltraining. Auch die Aufhängebänder des Darms im Bauch können bei Einsteigerinnen durch die Erschütterungen beim Laufen gereizt sein. Laufen Sie bei Seitenstechen langsamer. Sie können sich nach vorne beugen und die schmerzende Bauchseite anspannen; außerdem hilft es, die schmerzende Stelle mit der Faust zu drücken und leicht zu massieren.

Seitenstechen kommt recht oft im Marathon um Kilometer 30 vor. Bei zu schnellem Beginn oder mangelhafter Vorbereitung sind die Glykogenspeicher vorzeitig leer. Die Fettverbrennung erfordert für das gleiche Tempo mehr Sauerstoff. Folge: Hechelatmung und Überlastung des Zwerchfells – Seitenstechen!

STEP 8 Laufend in Form bleiben

Muskelkater

Ungewohnt hohe neuartige Belastungen, zu schnelles, zu langes oder Bergablaufen führen zu Muskelkater. Starker Muskelkater ist ein Zeichen von zu hartem Training und ungenügender Vorbereitung. Leichter Muskelkater ist dagegen eine unangenehm kribbelnde Begleiterscheinung eines natürlichen Anpassungsprozesses an eine neue Anforderung. Er tritt oft erst ein bis zwei Tage nach der Trainingseinheit auf. Im Extremfall, z.B. nach einem Marathon, kann es sein, dass Sie die Treppen einige Zeit rückwärts runtergehen. Muskelkater kommt nicht von einer Übersäuerung; vielmehr sind in den Muskeln feinste Fasern beschädigt worden. Diese Mikrotraumen erfordern zum verbesserten Faseraufbau einige Tage Zeit, in denen Sie zur aktiven Erholung langsam laufen, schwimmen oder Rad fahren sollten.

Bei Verletzungspausen führt Inaktivität zum Leistungsabbau. Bei der Auswahl des entlastenden Alternativtrainings beachten Sie bitte die simple Regel: Alles, was weh tut, ist falsch!

Blasen und blaue Nägel

Durch Reibung im falschen oder brandneuen Schuh, an der Einlage oder an faltenwerfenden Socken kann das Hautgewebe gereizt werden. Als Reaktion bildet sich eine Flüssigkeitsansammlung darunter. Werden Gefäße verletzt, entsteht eine Blutblase.
Laufen Sie neue Schuhe und Einlagen erst in kürzeren Läufen ein, bevor sie im Wettkampf eingesetzt werden. Besorgen Sie sich elastische Synthetiksocken, die keine Falten werfen. Reiben Sie die Füße mit Vaseline ein, um die Scherkräfte zu vermindern. Geschlossenen Blasen können Sie vorsichtig mit einer ausgeglühten Nadel punktieren und die Flüssigkeit ausdrücken. Lassen Sie die obere Hautschicht zum Schutz dran. Vorher sollten Sie den Hautbezirk mit Alkohol desinfizieren und nachher steril abdecken. In schweren Fällen gehen Sie zum Arzt.
Blaue Zehennägel kommen von zu engen und zu kurzen Laufschuhen, aber auch durch Anstoßen beim Bergablaufen. Beim langen intensiven Laufen verlängert sich der Fuß durch Absinken des Fußlängsgewölbes. Der Fuß schwillt zudem an heißen Tagen an.

Die häufigsten Verletzungen

Die folgenden Angaben zu Verletzungen können nur eine erste Orientierung sein. Bei akuten Problemen oder wenn Schmerzen länger anhalten, sollten Sie zu einem sporterfahrenen Orthopäden gehen. Auch Medikamenteneinnahmen besprechen Sie lieber mit einem Arzt!

Achillessehnenbeschwerden

Die Achillessehne ist die Verlängerung der Wadenmuskeln, einer wichtigen Muskulatur beim Laufen. Beschwerden in der Sehne oder am Fersenbeinansatz können viele, auch kombinierte Ursachen haben. Fragen Sie sich

Die häufigsten Verletzungen

Achillessehnenverletzungen

Die häufigsten Ursachen für eine Achillessehnenverletzung sind:

- Unebener Untergrund
- Einseitiges Vorfußlaufen
- Berglauf, Spikes
- Mangelnde Dehnung
- Hohe Absätze im Alltag
- Übergewicht
- Orthopädische Fehlstellung
- Falsche oder alte Schuhe
- Trauma, Verschleiß
- Trainingsintensität, -umfang zu hoch

exemplarisch auch für andere Verletzungen:

- Zu flott gelaufen?
- Zu oft und zu lange trainiert?
- Das Training zu schnell gesteigert?
- Auf unebenen Wurzelwegen oder weichem Sandboden gelaufen?
- Zu viel bergan gelaufen, was die Waden belastet?
- Einseitiges Laufen auf dem Vorfuß?
- Mit Spikes auf der Kunststoffbahn trainiert?
- Dehnungsübungen vernachlässigt?
- Orthopädische Fehlstellung wie Überpronation?
- Im Alltag oft hohe Absätze, dadurch verkürzte Waden?
- Übergewicht, Sie müssen mehr hochwuchten?
- Alte, ausgelatschte oder falsche Trainingsschuhe?
- Scheuert die Fersenkappe an der Achillessehne?

Maßnahmen Sanftes Dehnen der Waden- und Schollenmuskulatur. Die oben genannten Ursachen prüfen und abstellen. Langsames Laufen auf glattem Asphalt. Im akuten Zustand vor dem Training Wärme wie Infrarot, danach Eisbeutel und den Fuß hochlagern. Kaltwarme Wechselbäder, Quarkpackung auf die entzündete Stelle und Entlastung durch eine feste Fersenkeilerhöhung im Absatz des Schuhs. Eventuell Schuhe wechseln. Umsteigen auf Schwimmen, Aquajogging oder Rad fahren, aber ohne Druck mit dem Vorfuß auf Pedal.

Schienbein- und Knochenhautreizung

Gerade beim Laufeinstieg spüren Sie einen stechenden Schmerz auf der Vorderseite und leicht seitlich am Schienbein. Ursachen sind falsche Schuhe, Übergewicht und Überforderung der Unterschenkelmuskulatur. Beim Laufen heben Sie den Vorfuß ungewohnt höher als sonst. Eine weitere Ursache kann ein Verdrehen von Schien- und Wadenbein durch zu starke Einwärtsknickung Ihrer Füße sein.

Maßnahmen Pausieren, Umsteigen auf Radfahren, Schwimmen und anderen Ausdauersport, Eisbeutel, Analyse

Laufen auf hartem Asphalt wird häufig als wichtigste Verletzungsursache genannt. Mit geeignetem Schuhwerk und langsamem Tempo ist er aber manchmal sogar der beste Untergrund, wenn Sie bei Achillessehnenbeschwerden oder Verstauchungen Verdrehungen im Fußgelenk vermeiden wollen. Wer Citymarathons läuft, muss sich sogar vorsichtig an Asphalt gewöhnen!

STEP 8 Laufend in Form bleiben

des Fußabrollverhaltens, eventuell Schuhwechsel, Stärkung der Muskulatur, indem Sie den Vorfuß unter einen Teppich bringen und diesen »hochlupfen«. Dehnen, indem Sie barfuß im Stand die Fußspitzen nach unten umbiegen und gegen den Boden drücken.

Kniebeschwerden

Sie können viele verschiedene Ursachen haben, die einer sorgfältigen Untersuchung eines sporterfahrenen Orthopäden bedürfen. So kommen Sehnenansatz-, Schleimbeutel- und Knorpelentzündungen unter der Kniescheibe oder Meniskusbeschwerden in Frage. Typische Ursachen sind:

▸ Fehlbewegungen im Fußbereich
▸ Fehlstellungen wie X- oder O-Beine
▸ Trainingsüberlastungen
▸ Flottes Bergablaufen
▸ Falsches/ausgelatschtes Schuhwerk
▸ Verkürzte Oberschenkelmuskulatur
▸ Übergewicht
▸ Arthrose

Maßnahmen Training reduzieren, Umsteigen auf Radfahren, Schwimmen, Aquajogging, Nordic Walking. Analyse des Fußabrollverhaltens. Training auf ebenem Naturboden. Hochlagern bei Schwellung und Eisbeutel bei äußeren Beschwerden. Dehnen der Oberschenkelmuskulatur.

Verstauchtes Fußgelenk

Der Fuß ist auf unebenem Untergrund schnell umgetreten. Die Bänder können dabei überdehnt, an- oder sogar abreißen und sich entzünden. Es kommt zu einem starken Bluterguss und Schwellung des Fußgelenks. Ziehen Sie den Schuh nicht aus, um den Schaden zu begutachten. Die Schwellung kann so heftig sein, dass Sie hinterher nicht mehr hineinkommen.

Maßnahmen Lagern Sie den Fuß so schnell wie möglich hoch und legen mehrmals am Tag Eisbeutel auf die schmerzende Stelle und eine Kompressionsbandage an. Die Trainingspause hängt vom Grad der Verletzung ab und bedarf im Zweifelsfall einer Klärung mit Röntgenbild beim Arzt. Eine Stabilisierung des Fußgelenks mit einer Sprunggelenksschiene ist möglich, nur in schlimmen Fällen ist eine Operation nötig. Radfahren ist als Ausweichtraining am besten.

Muskelkrämpfe, Muskelzerrung, Faserriss

Ursachen sind muskuläre Überforderung an der Leistungsgrenze bei ausgedehntem und intensivem Training oder Wettkampf, hinzu kommen bei heißem Wetter oder schlechter Ernährung Flüssigkeits- und Mineralstoffmangel. Möglicherweise war der Muskel schon vorher verspannt, verkürzt oder verhärtet. Krämpfe in den Waden nachts im Bett sind ein Zeichen für Wasser- und Magnesiumdefizite, beim Sport aber eher eine Folge von Wasser- und Kochsalzmangel. Bei einer Zerrung oder einem besonders

---

Bei instabilen Fußgelenken sollten Sie feste Schuhe mit höherem Schaft auswählen und flachen Untergrund bevorzugen.

schmerzhaften Faserriss ist die Muskulatur beschädigt worden.
Maßnahmen Beim akutem Krampf hilft sofortige Dehnung, ebenso zur Prävention. Achten Sie insbesondere bei Hitze auf ausreichende und frühzeitige Flüssigkeits- und Elektrolytaufnahme. Essen Sie vollwertig und mineralstoffreich. Bei Faserriss und Zerrung niemals in Schmerzen hinein dehnen, Eisbeutel auflegen, Kompressionsverband und Hochlagerung. Eventuell ist eine mehrwöchige Pause notwendig, steigen Sie auf Schwimmen, Radfahren um. Einnahme von entzündungshemmenden Mitteln in Abstimmung mit dem Arzt. Oft ist die verletzte Muskulatur auch zu schwach und muss gedehnt und gekräftigt werden.

Rückenbeschwerden und Pseudoischias

Zur schmerzhaften Reizung des Ischiasnervs im Rücken oder in der Gesäßmuskulatur kann es durch Beckenschiefstand, Beinlängendifferenzen, Bandscheibenschäden, Muskelabbau, aber oft durch muskuläre Ungleichgewichte kommen. Bewegungsmangel und einseitige Fehlhaltungen führen zu verkürzter Beinmuskulatur und Abschwächung der Bauchmuskeln. Es kann dadurch zu einer Beckenkippung mit Hohlkreuz kommen. Der Ischiasnerv kann auch im Gesäß durch den Piriformis-Muskel teilweise abgeklemmt sein, was zu Pseudoischias, Verspannungen, Koordinationsstörungen, Taubheit und ausstrahlenden Schmerzen bis in den Fuß führen kann.
Maßnahmen Rumpf-, insbesondere Bauchmuskulatur kräftigen, Hüftbeuger, Oberschenkelvorderseite und die rückwärtigen Bein- und seitlichen Gesäßmuskeln dehnen. In ernsten Fällen zum Orthopäden gehen.

Laufen mit Partner

Mit einem Partner sind Sie sicherer unterwegs. Meist ist er aber der Schnellere. Nicht selten jammert er dann, dass er mit Ihnen nicht laufen könne, da Sie nicht sein Tempo laufen. Vollkommen unsinnig quälen sich somit nicht wenige Frauen als Sparringspartner für ihren Mann oder Freund zu schnell über Feld und Flur. Sie sind außer Atem, das Training macht keinen Spaß und ist ineffizient. Als die Langsamere sind Sie sogar vom schlechten Gewissen geplagt, ihm sein Training zu vermasseln.

Aber: Der Schnellere muss Rücksicht nehmen, nicht umgekehrt. Bringen Sie ihm variables Training bei. Wie wäre es, wenn er seinen Regenerationslauf bei 65 Prozent mit Ihrem Dauerlauf bei 75 Prozent der maximalen Herzfrequenz kombiniert? Oder Sie machen Ihren Tempolauf bei 80 bis 85 Prozent zusammen mit seinem lockeren Dauerlauf? Seinen Tempolauf soll er dann allein rennen oder an das Joggen mit Ihnen anhängen. So kommen alle auf ihre Kosten.

Einen chronisch zu schnellen Partner können Sie, soweit Nachwuchs vorhanden ist, mit einem Laufkinderwagen ausbremsen, den er als Handicap stolz vor sich herschieben kann.

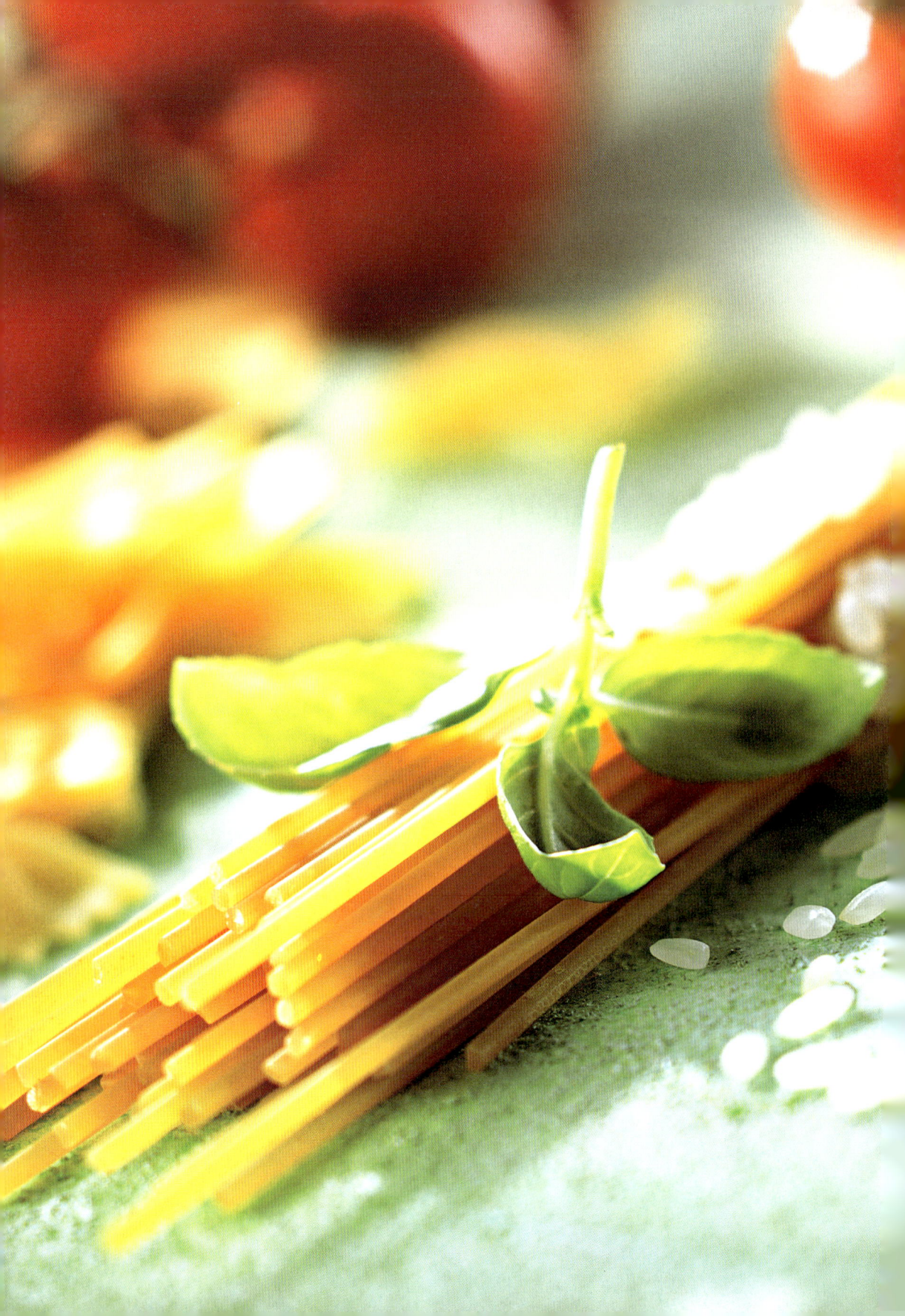

STEP 9

Ernährung in Alltag und Sport

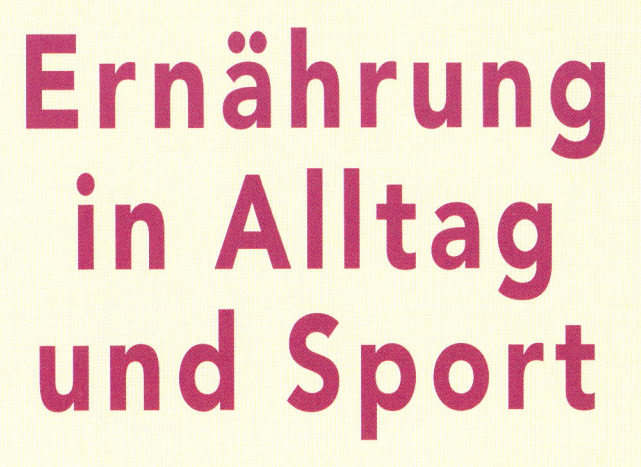

Wer richtig fit und leistungsfähig werden und außerdem noch eine gute Figur machen will, muss nicht nur trainieren, sondern sollte auch seine Ernährung optimieren. Das gilt natürlich umso mehr, wenn Sie den Grenzgang Marathon wagen.

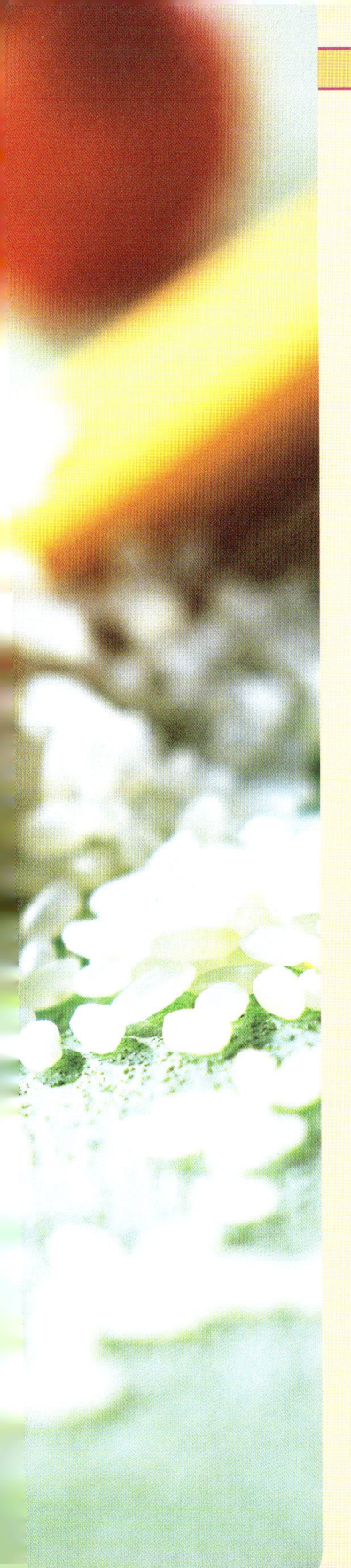

STEP 9 Ernährung in Alltag und Sport

Richtig essen macht die Meisterin

Optimale Ernährung hilft, die sportliche und geistige Leistung zu erhöhen. Sie liefert unentbehrliche Nährstoffe für Auf- und Umbau im Körper, versorgt Muskulatur, Organe und Gehirn mit Energie und lässt den Stoffwechsel in Alltag, Training und Wettkampf reibungslos laufen.

Die heutige Durchschnittskost ist gekennzeichnet vom »Mangel im Überfluss«. Trotz reichhaltiger Essenszufuhr fehlt es oft an wichtigen Nahrungsbestandteilen. Wir nehmen zu viele Kalorien, schlechte gesättigte Fettsäuren und Cholesterin, tierische Eiweiße, Kochsalz, Industriezucker, Alkohol, Koffein und Fertigkost mit Zusatzstoffen zu uns. Dagegen mangelt es an stärkehaltigen Kohlenhydraten, ungesättigten Fettsäuren, Flüssigkeitsaufnahme, Vitaminen, Mineralstoffen, Spurenelementen, Faser- und sekundären Pflanzenstoffen.

Die Energielieferanten

Kohlenhydrate

Ein Gramm Kohlenhydrate enthält vier Kilokalorien. Bei den Kohlenhydraten unterscheidet man Einfachzucker wie Trauben- (Glukose) und Fruchtzucker (Fruktose), Zweifachzucker wie den Haushalts- und Mehrfachzucker aus langkettigen Molekülen wie Stärke, Glykogen und die teils unverdaulichen Faser- oder Ballaststoffe. Letztere lassen den Speisebrei quellen, sättigen dadurch mehr und sorgen für einen geregelten Stuhlgang.
Natürliche vollwertige Faserstoffquellen sind Vollkornprodukte, Obst und Gemüse. Mittellange Oligosaccharide wie Maltodextrin kommen in Wettkampfgetränken vor.
Beispiele für sehr gute Kohlenhydratquellen, die außerdem reichlich Vitamine, Mineralstoffe und Spurenelemente enthalten, sind Frisch- und Trockenobst, Gemüse, Kartoffeln, Vollkornbrot, Reis und Nudeln aus Vollkorn und Hirse.

Tageskalorien

▶ Der Durchschnittsbürger nimmt täglich 35 bis 40 Prozent der Kalorien aus Kohlenhydraten, 10 bis 15 Prozent aus Eiweißen, 40 bis 45 Prozent aus Fetten und 12 Prozent aus Alkohol zu sich.
▶ Beim Ausdauersportler sollten es 60 bis 70 Prozent aus Kohlenhydraten, 10 bis 15 Prozent aus Eiweißen, 25 bis 30 Prozent aus Fetten und 0 bis 5 Prozent aus Alkohol sein.

Die Glykogenspeicher

Glykogen ist die Speicherform in Leber und Muskulatur und »Superkraftstoff« beim Laufen, der vor allem bei mittlerer bis hoher Intensität eingesetzt wird. Die Kohlenhydratspeicher sind begrenzt und müssen daher ständig neu aufgefüllt werden. Die Ernährung des Ausdauersportlers sollte einen hohen Anteil an langkettigen, stärkehaltigen Kohlenhydraten und weniger an Ein- und Zweifachzuckern enthalten.
Das Leberglykogen ist für den Blutzuckerspiegel verantwortlich. Es ernährt

auch das Nervensystem und Gehirn. Das Muskelglykogen steht für Sport zur Verfügung und kann durch Training bei kohlenhydratreicher Ernährung bis zum Doppelten vergrößert werden.

Gute Fette, schlechte Fette

Ein Fettmolekül besteht aus einem Anteil Glyzerin und drei daran gebundenen Fettsäuren. Diese können in ihrer Kohlenstoffatomkette chemische Einfach- oder Doppelbindungen aufweisen. Ohne Doppelbindung spricht man von gesättigten Fettsäuren, bei einer Doppelbindung von einfach ungesättigten und bei mehreren von mehrfach ungesättigten Fettsäuren. Je nach Doppelbindung in der Kohlenstoffatomkette spricht man von Omega 3-, Omega 6- oder Omega 9-Fettsäuren. Schlechte Fette sind reich an gesättigten Fettsäuren. Sie kommen überwiegend in tierischen Fettquellen wie Butter, Milch, Käse, Eis, Schokolade, Wurst, Fleisch, aber auch im besonders ungünstigen pflanzlichen Kokosfett (Frittenfett, Myristinsäure) vor. Mit tierischen Fetten nimmt man zusätzlich Cholesterin auf. Künstlich gehärtete pflanzliche Fette enthalten Transfettsäuren. Sie sind in Fastfood und Fertigprodukten, aber auch in Frittenfett, Margarine und Saucen weit verbreitet und stehen im Verdacht, die Cholesterinwerte zu heben, Blutgefäße und Darmschleimhäute zu schädigen.

Die guten ungesättigten Fettsäuren sind entweder wichtige Bausteine oder haben positive, z. B. cholesterinsenkende Wirkung, wie die in Olivenöl enthaltene Ölsäure, eine einfach ungesättigte Fettsäure. Weitere einfach ungesättigte Fettsäuren finden sich in Meeresfischen, Rapsöl, Leinöl oder schwarzen Johannisbeeren. Mehrfach ungesättigte Fettsäuren, wie z. B. Linolsäure, sind in vielen Ölen wie Sonnenblumen-, Distel-, Walnuss- oder Erdnussöl enthalten.

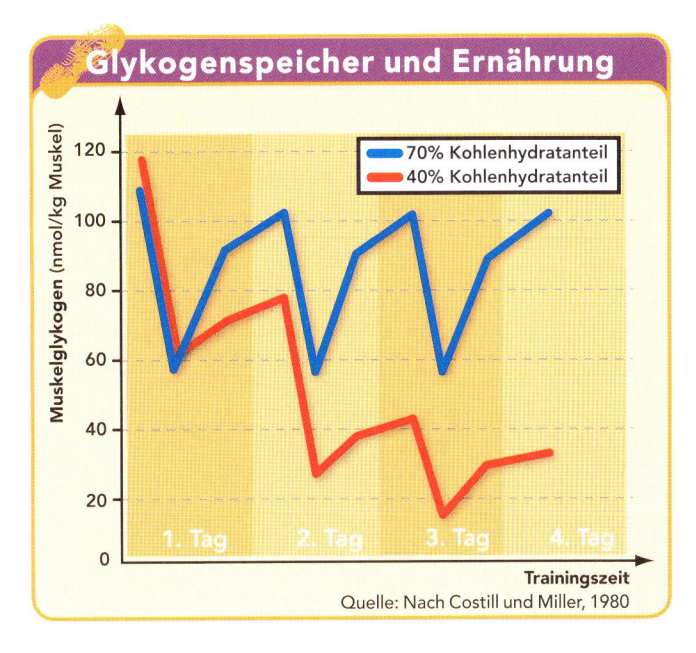

Eiweiße oder Proteine

Sie sind Bausubstanz für Muskeln, Organe, Haut, Bindegewebe, Hormone, Blut, Immunkörper, Enzyme und viele andere Körperbestandteile. Zudem steuern sie biochemische Stoffwechsel- und Regulationsvorgänge, Sauerstoff- und Nährstofftransport. Die Eiweißreserven, die freien Aminosäure-

Glykogenspeicher und Ernährung

Quelle: Nach Costill und Miller, 1980

Bei 70 Prozent Kohlenhydratanteil schaffen es Sportler, die Glykogenspeicher aufzufüllen – mit 40 Prozent Kohlenhydratanteil (Durchschnittskost) nicht!

Fettreiche Ernährung, vor allem mit den falschen Fetten, fördert Übergewicht, Arteriosklerose, Dickdarmkrebs und verzögert zudem die Verdauung erheblich.

STEP 9 Ernährung in Alltag und Sport

In der Schwangerschaft, bei Raucherinnen, starkem Stress und bei Wettkampfläuferinnen ist der Vitaminbedarf erhöht. Da Sie im Marathontraining bestimmt mehr essen werden, ist bei vollwertiger Ernährung normalerweise dieser Mehrbedarf leicht auszugleichen. Achtung: Durch einseitige oder falsche Ernährung wie Fastfood, Süßigkeiten, Fertigessen und stärkeren Alkoholkonsum oder durch Abführmittel und Diäten kann es zu einer Vitamin- und Mineralienunterversorgung kommen.

speicher, sind nicht sehr groß, daher sollte man täglich auf eine gute Eiweißversorgung achten. Ein Gramm Eiweiß enthält vier Kilokalorien. Im Ausdauersport liegt der tägliche Bedarf bei rund 1,5 bis 2 Gramm pro Kilogramm Körpergewicht, den man leicht mit vollwertiger Ernährung abdeckt.

Die Eiweiße des Menschen bestehen aus 20 Aminosäuren, von denen wir acht mit der Nahrung aufnehmen müssen. Je größer der Gehalt an diesen essenziellen Bausteinen in Lebensmitteln ist, desto höher ist deren »biologische Wertigkeit« für uns. Tierische Nahrung ist durchschnittlich wertvoller. Die höchsten Werte erzielen z. B. Ei, Milch, Fleisch, Quark und Fisch, aber auch Hülsenfrüchte wie Sojaprodukte, Amaranth und Vollkornreis sind gute pflanzliche Proteinquellen. Eine optimale Versorgung erzielen Sie durch geschickte Eiweißergänzung von pflanzlichen mit tierischen Lebensmitteln, wobei der pflanzliche Anteil jeweils die größere Portion sein sollte:

Optimale Eiweißquellen

▶ Kartoffeln mit Ei
▶ Karoffeln mit Milch, Käse und Quark
▶ Hafer- und andere Getreideflocken mit Milchprodukten (Müsli)
▶ Vollkornbrot oder Getreide mit Quark, Käse, Fisch und Fleisch
▶ Bohnen mit Fisch oder Fleisch
▶ Bohnen mit Vollkorngetreide, Weizen oder Roggen
▶ Mais mit Bohnen, Milchprodukten

Vitamine

Vitamine sind lebensnotwendige Bestandteile der Nahrung, bei denen kleine Mengen große Wirkung haben. Man unterscheidet wasser- (B-Komplex, C) und fettlösliche (A,D,E,K) Vitamine. Während die wasserlöslichen Vitamine ständig neu zugeführt werden müssen, können die fettlöslichen in Fettgewebe oder Leber gespeichert werden.

Der Vitamingehalt der Nahrung hängt von Art, Saison, Frische und Behandlung der Lebensmittel ab. Fast alle Vitamine sind hitze- oder lichtempfindlich. Verarbeiten Sie daher möglichst frische Lebensmittel oder Tiefkühlkost. Vermeiden Sie Verluste durch kühle und dunkle Aufbewahrung. Dünsten Sie nur »al dente« und verwenden das Garwasser für Saucen, statt es mit den herausgelösten Vitaminen und Mineralstoffen wegzugießen.

Sekundäre Pflanzenstoffe

Fünf frische Portionen Obst und Gemüse über den Tag verteilt, versorgen uns nicht nur mit genügend Vitaminen, Mineralstoffen, Spurenelementen und Faserstoffen, sondern auch mit so genannten sekundären Pflanzenstoffen. Sie wirken antioxidativ, antimikrobiell, krebsmindernd, blutdruck- und cholesterinsenkend, entzündungshemmend und immunmodulierend.

Mineralstoffe und Spurenelemente

Bei den Mineralstoffen unterscheidet man die Mengenelemente Kalium, Natrium, Phosphor, Magnesium, die der Körper täglich in größeren Mengen benötigt, und die Spurenelemente wie Eisen, Jod, Fluor, Mangan, Kupfer, Zink und Selen, von denen schon geringste Spuren wirken. Mineralstoffe sind anorganische Bestandteile des Skeletts und der Zähne. Sie beeinflussen als gelöste Elektrolyte die physikalischen und biochemischen Eigenschaften der Körperflüssigkeiten wie Nervenleitung, Muskelkontraktion und Pufferung gegen Säure-Basen-Schwankungen. Mineralstoffe sind auch wichtige Bestandteile von Enzymen.

Hitzeläufe und Schweißverluste

Beim Schwitzen verliert der Körper mit dem Wasser auch Mineralien und Spurenelemente, so genannte Elektrolyte. Das kann bei extremen Hitzeverhältnissen je nach Körpergewicht und Anstrengungsgrad ein bis zwei Liter pro Stunde ausmachen. Der Schweiß ist im Verhältnis zur Körperflüssigkeit hypo-

Mit frischem Obst und Gemüse nehmen wir im Unterschied zu Mineralstoff- und Vitaminpräparaten zusätzliche gesundheitsfördernde Inhaltsstoffe auf, die sekundären Pflanzenstoffe wie z. B. Carotinoide, Phytoöstrogene und andere.

Schweißverluste beim Laufen

Körpergewicht in kg	Anstrengung % VO$_2$ max.	ml/h bei 10°C	ml/h bei 20°C	ml/h bei 30°C
60	70%	770	930	1260
60	85%	1020	1195	1545
70	70%	945	1120	1470
70	85%	1250	1440	1815

Verändert nach W. Feil & T. Wessinghage, 2000

Elektrolyte, Training und Akklimatisation

Vergleich von Elektrolytgehalt im Blut und Schweiß nach Trainingszustand und Hitzeakklimatisation in g/l

Elektrolyt	Blut (g/l)	Schweiß (g/l)		
		Nicht akklimatisiert, untrainiert	Nicht akklimatisiert, trainiert	Hitzeakklimatisiert, trainiert
Natrium	6,1	3,5	2,6	1,8
Kalium	0,1	0,2	0,15	0,1
Magnesium	0,1	0,1	0,1	0,1
Chlorid	2,9	1,4	1,1	0,9

Verändert nach T. Noakes, 2003

STEP 9 Ernährung in Alltag und Sport

ton, d.h., er enthält eine geringere Konzentration an Mineralsalzen.
Genetisch bedingt gibt es Vielschwitzer, bei denen es nur so tropft. Andere schwitzen ökonomischer. Sie haben immer nur einen dünnen Feuchtigkeitsfilm auf der Haut und sind für Hitzeläufe besser geeignet. Durch einen besseren Trainingszustand, Hitzeakklimatisation oder Sauna können Sie lernen, mit den Wasser- und Elektrolytvorräten ökonomischer umzugehen.

Zündkerze Magnesium

Natriumchlorid (Kochsalz) fördert im Wettkampfgetränk die Wasseraufnahme und verhindert Krämpfe. Kalium ist neben Chrom nötig zur Bildung des Glykogendepots. Magnesium, die Zündkerze des Stoffwechsels, ist ein wichtiger Enzymaktivator im Energiestoffwechsel. Es ist Zentralatom des grünen Blattfarbstoffs, des Chlorophylls, und daher in Pflanzen, aber auch in Vollkornprodukten reichlich vorhanden. Weitere gute Quellen sind beispielsweise magnesiumreiche Mineralwässer mit über 100 Milligramm pro Liter. Kalzium bildet mit Phosphat die Knochensubstanz.

Erhöhter Eisenbedarf bei Frauen

Eisen ist als Zentralatom des Hämoglobins in den roten Blutkörperchen wesentlich am Transport des Sauerstoffs und dessen kurzfristiger Speicherung im Muskel, im Muskelblutfarbstoff Myoglobin beteiligt. Auch hat es viele wichtige Funktionen im Muskelstoffwechsel und dadurch großen Einfluss auf die Ausdauerleistungsfähigkeit. Beim Gehen und Laufen werden in geringem Umfang sogar rote Blutkörperchen zertreten.
Der tägliche Eisenbedarf ist mit 15 Milligramm wegen der Menstruationsblutung bei Frauen um 50 Prozent größer als bei Männern. Er wird durch das Lauftraining noch weiter gesteigert. In der Schwangerschaft steigt er sogar bis auf 30 Milligramm am Tag an.

Der Körper kann im Gegensatz zum Kochsalz bei Magnesium nicht lernen, ökonomischer zu schwitzen. Kalzium, Vitamin-B$_1$-Mangel, Alkohol und fettreiche Nahrung beeinträchtigen die Aufnahme von Magnesium im Darm.

Durchschnittliche tägliche Eisenverluste in Milligramm

	Frauen		Männer	
	Kein Training	Bei Lauftraining	Kein Training	Bei Lauftraining
Magen-Darm-Trakt	0,5	1,1	0,5	1,1
Urin	0,1	0,2	0,1	0,2
Harn	0,2	0,5	0,2	0,5
Menstruation	0,5	0,5	–	–
Gesamt	1,3	2,3	0,8	1,8

Zusammenstellung Dr. Friedmann

Anämie und Pseudoanämie

Nicht jede leichte Erniedrigung des Hämoglobinwerts ist gleichbedeutend mit einer Blutarmut oder Anämie. Da das Plasmavolumen durch das Lauftraining im Verhältnis stärker zunimmt als die Menge der roten Blutkörperchen, kann die Hämoglobinkonzentration von Läuferinnen im unteren Normbereich oder leicht darunter liegen. Ist das Ferritin, ein Maß für den Eisenspeicher, dagegen normal, handelt es sich nur um einen Verdünnungseffekt ohne weitere Bedeutung, eine so genannte Pseudoanämie. Allerdings kommt ein Eisenmangel bei Läuferinnen recht häufig vor. So haben Vegetarierinnen, insbesondere Veganerinnen, ein größeres Risiko, einen Eisenmangel zu entwickeln. Der erhöhte Eisenbedarf kann durch eine ausgewogene, fleischhaltige Ernährung gedeckt werden.

Ferritin und Eisenmangel

Nicht selten weisen Läuferinnen aber einen latenten Eisenmangel auf, bei dem die Hämoglobinkonzentration noch im Normbereich liegt, der Ferritinwert aber schon erniedrigt ist (< 20 µg/l). Hieraus kann sich schnell eine Anämie entwickeln, die die sportliche Leistungsfähigkeit reduziert.
Zur Behandlung eines Eisenmangels wird eine Einnahme von täglich 80 bis 100 Milligramm zweiwertiges Eisen in Form von Tabletten, Kapseln oder Säften für ca. acht bis zwölf Wochen empfohlen. Anschließend sollte der Behandlungserfolg mit einer Blutuntersuchung überprüft werden. Das Eisen wird am besten aufgenommen, wenn es nüchtern eine halbe Stunde vor dem Essen mit Vitamin C, am besten in Form von Fruchtsaft, eingenommen wird. Meist treten bei dieser Nüchterneinnahme auch keine Magen-Darm-Beschwerden auf.

Nährstoffdichte – mehr als Kalorien

Wer Angst vor Vitamin- und Mineralstoffmangel hat, sollte vollwertiger essen. Die Qualität vollwertiger Ernährung kann man nach ihrer so genannten Nährstoffdichte bewerten. Sie gibt an, wie viele Vitamine, Mineralstoffe und Spurenelemente wir pro Kalorie aufnehmen. So genannte leere Kalorien aus Zucker, Cola- und alkoholischen Getränken sind bekannte Negativbeispiele.
Vergleicht man Weißbrot mit Vollkornbrot, kommen bei gleicher Kalorienzahl im Vollkornbrot rund dreimal mehr Vitamine und Mineralien vor. Von Trockenfrüchten können Sie im Vergleich zu Vollmilchschokolade bei gleicher Kalorienzahl doppelt so viel essen. Sie haben einen zehnmal geringeren Fettanteil, aber enthalten doppelt so viele Kohlenhydrate, Eisen und Kalzium. Der Faserstoffanteil ist sogar 41-mal höher, und an Kalium und Magnesium ist viermal so viel drin.

> Der Mensch besteht zu rund 60 Prozent aus Wasser. Von den täglich durchschnittlich aufgenommenen 2,5 Liter Flüssigkeit stammen 1,3 Liter aus Getränken, 0,9 Liter aus der Nahrung und 0,3 Liter aus dem so genannten Oxidationswasser, das bei der Energiegewinnung im Körper frei wird.

STEP 9 Ernährung in Alltag und Sport

Ernährungsempfehlungen für den Alltag

Essen Sie …
- Fettärmer, aber bevorzugt pflanzliche Öle und Meeresfisch
- Kohlenhydratreicher, weniger Industriezucker, mehr komplexe stärkehaltige Kohlenhydrate
- Weniger tierisches Eiweiß – Fleisch nur als Beilage
- Dafür hochwertige tierisch-pflanzliche Eiweißkombinationen
- Frische Produkte saisonal aus Ihrer Region
- Möglichst naturbelassen und wenig aufbereitet
- Lebensmittel mit möglichst hoher Nährstoffdichte
- Täglich mehrmals frisches Obst, Gemüse und Rohkostsalate
- Bevorzugt Vollkornprodukte
- Ein Frühstück mit Obstsaftschorle und Kohlenhydraten
- Gedünstet und gedämpft statt gebraten und frittiert
- Möglichst abwechslungsreich und vielseitig

Trinken Sie …
- Reichlich! Mindestens 1,5 Liter zusätzlich
- Mineralwasser, Obstsaft, Gemüsesäfte und -brühe, Früchtetees, Suppen
- Weniger Kaffee, schwarzen Tee und Alkohol

Über Nacht verliert man viel Flüssigkeit durch Atmen, Schwitzen und Ausscheidung. Vor allem an heißen Tagen beginnen viele ihr Training unbewusst mit einem Wasserdefizit. Schon morgens nach dem Aufstehen sollten Sie ein großes Glas Saftschorle trinken, und über den Tag wären zwei Flaschen Mineralwasser zusätzlich nicht zu viel.

Trainings- und Wettkampfkost

Vor dem Laufen

Sie sollten Ihre Ernährungsstrategien und Rezepte im Idealfall schon vor unwichtigeren Wettkämpfen oder hartem Training und nicht erst vor dem ersten Marathon ausprobiert haben. Die letzte leichtverdauliche und kohlenhydratreiche Mahlzeit sollte spätestens zwei, besser drei Stunden vor einem Wettkampf oder harten Training eingenommen werden. Sie nehmen dann noch etwas Superbenzin im Magen für das Rennen mit.

Geeignet, schnell verdaulich, kohlenhydratreich und wenig belastend sind:
- Bananen
- Zarte Haferflocken oder Grießbrei
- Weißbrot, dünn mit Butter oder Magerquark und Honig bestrichen
- Weißer Reis
- Selbst gemachtes Kartoffelpüree
- Zwieback bei sehr magenempfindlichen Personen

Trinken Sie reichlich verdünnte Frucht-

So stimmt die Wasserbilanz

Spezielle Ernährungsverfahren vor dem Marathon sollen das Leistungsvermögen noch verbessern. Es kann aber auch in die Hose gehen. Manchen schlägt der Wettkampfstress sogar auf den Magen.

Starke Wasser- und Elektrolytverluste entstehen beim Schwitzen, aber auch durch Abführtabletten und harntreibende koffeinhaltige und alkoholische Getränke. Empfehlenswert für Läufer sind magnesiumreiche Mineralwässer, Fruchtsaftschorle, Obstsäfte (aber nicht verzuckerte Nektare oder Fruchtsaftgetränke!), Gemüsesäfte und Gemüsebrühe aus dem Reformhaus, Früchtetees und fettarme Milch.

saftschorle, aber nicht zu viel auf einmal unmittelbar vor dem Wettkampf, um Seitenstechen zu vermeiden. Bei kühlem Wetter reicht ein halber Liter in den letzten zwei Stunden vor dem Lauf. Bei Wärme und langen Distanzen sollten Sie immer gut hydriert in Training und Wettkampf gehen.

Nüchtern laufen?

Gelegentlich wird Nüchternlaufen in der heißen Phase der Marathonvorbereitung, aber auch zum Abnehmen angepriesen. Ohne Frühstück wird morgens losgelaufen, um den Fettstoffwechsel wegen des dann vorhandenen Kohlenhydratdefizits verstärkt anzukurbeln. Hierin liegt aber ein Denkfehler: Während das für den Blutzuckerspiegel verantwortliche Leberglykogen über Nacht tatsächlich nahezu entleert wurde, hat sich am Muskelglykogen beim Schlafen nicht viel verändert. Das führt dazu, dass der Blutzuckerspiegel morgens im Keller, das Superbenzin in den Muskeln aber noch vorhanden ist. Effizienter wäre es, am Vortag nach einem Training kohlenhydratfrei zu essen und am nächsten Tag nüchtern und länger zu laufen. Allerdings kommt es bei Kohlenhydratmangel – wie schon beschrieben – teilweise zum schädlichen Eiweißabbau.

Vor dem Training trinken

Nüchternläufe werden tatsächlich von Spitzenläufern, allerdings erst in einem sehr fortgeschrittenen Trainingsstadium praktiziert. Sie sind aber für Einsteiger nicht ohne Risiko und daher

Alkoholische Getränke sind eine Kalorienbombe und verzögern die Regeneration!

Die Verdauung dauert umso länger, je fetter oder ballaststoffreicher die Lebensmittel sind.

Die Verweildauer von Speisen im Magen

Ungeeignet vor dem Sport	Geeignet vor dem Sport	Verweildauer im Magen
Gekochter fettarmer Fisch, Milch, weiches Ei, Wein	Banane, zarte Haferflocken, weißer Reis, Zwieback, Wasser	1–2 Stunden
Hart gekochtes Ei, Rührei, Bier	Kartoffelbrei, Weißbrot, Nudeln mit Tomaten, zartes Gemüse	2–3 Stunden
Gekochtes Geflügel, Gemüse, Schwarzbrot, Bratkartoffeln		3–4 Stunden
Kalbsbraten, Rindfleisch, Apfel, Erbsen, Linsen		4–5 Stunden
Schweinebraten, gebratenes Geflügel		5–7 Stunden
Ölsardinen, Speck, Pilze		7–9 Stunden

Zunehmender Fett- und Faserstoffgehalt

Zusammenstellung Herbert Steffny

STEP 9 Ernährung in Alltag und Sport

weniger zu empfehlen. Bei einer genügenden Zahl langer, langsamer Dauerläufe vergrößern Sie die Glykogenspeicher genügend und trainieren den Fettstoffwechsel ausreichend, auch ohne nüchtern loszulaufen.

Auf jeden Fall sollten Sie morgens vor dem Training Wasser oder Fruchtsaftschorlen trinken. Bei Wassermangel kann es zu Schäden in der Muskulatur kommen, und Sie laufen auch geistig nicht voll auf der Höhe.

Schweden- oder Saltindiät

Die Kohlenhydratvorräte der Leber und Muskulatur müssen vor einem Marathon in den letzten drei Tagen durch »Kohlenhydratmast«, »Carboloading« oder »Superkompensation« unbedingt aufgefüllt werden. Es gibt dazu drei verschiedene Varianten. Der Name »Saltindiät« geht auf den Schweden Saltin zurück, der über diesen Zusammenhang geforscht hat.

▶ Die einfachste Prozedur erhöht in den letzten drei bis vier Tagen vor dem Rennen den Kohlenhydratanteil auf über 70 Prozent, indem man bei vermindertem Training besonders die Fette in der Nahrung reduziert.

▶ Das zweite Verfahren setzt davor mittwochs einen kurzen, aber nicht zu harten, flotten Lauf, der die Glykogendepots noch einmal leeren soll, was eine bessere Auffüllung zur Folge hat.

▶ Das dritte und radikalste Verfahren besitzt zumindest im Lehrbuch die größte Wirksamkeit. Man setzt vor das zweite Rezept drei möglichst kohlenhydratfreie Fett-Eiweiß-Tage, die in der rabiatesten Form zusätzlich mit ei-

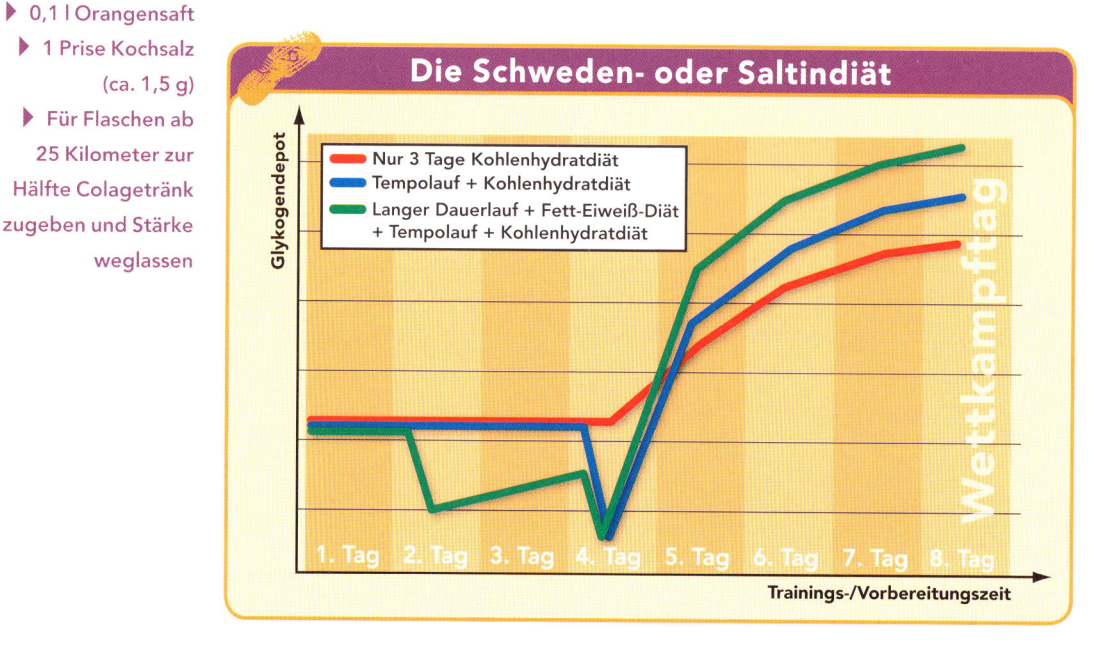

Wettkampfgetränk selbst gemixt – diese Rezeptur ergibt einen Liter:
▶ *0,9 l stilles Mineralwasser*
▶ *Maximal 70 g Zucker, bestehend aus je einem Drittel Glukose, Haushaltszucker, Maltodextrin (Apotheke)*
▶ *1 EL Speisestärke*
▶ *0,1 l Orangensaft*
▶ *1 Prise Kochsalz (ca. 1,5 g)*
▶ *Für Flaschen ab 25 Kilometer zur Hälfte Colagetränk zugeben und Stärke weglassen*

Die Schweden- oder Saltindiät

- Nur 3 Tage Kohlenhydratdiät
- Tempolauf + Kohlenhydratdiät
- Langer Dauerlauf + Fett-Eiweiß-Diät + Tempolauf + Kohlenhydratdiät

Glykogendepot / Wettkampftag / 1. Tag 2. Tag 3. Tag 4. Tag 5. Tag 6. Tag 7. Tag 8. Tag / Trainings-/Vorbereitungszeit

nem erschöpfenden längeren Lauf eingeleitet werden.

▸ Beim dritten Verfahren würde eine ambitionierte 3:45-Stunden-Läuferin nach dem sonntäglichen 22-Kilometer-Lauf in den Tagen danach bei leichtem Jogging gesunde, aber kohlenhydratarme Lebensmittel wie Hähnchen, Käse, Eier, Fisch, Avocado, Gurken oder Tofu verzehren. Sie wird dabei wegen des Kohlenhydrat- und Wasserverlusts um ca. zwei Kilogramm leichter. Mittwochs folgt eine letzte schnelle Einheit über 3-mal 1000 Meter im Marathontempo, die das letzte Glykogen verheizen soll. Dann wird nur noch wenig gejoggt, sie futtert viele Kohlenhydrate in Form von Reis, Brot, Bananen und anderem Obst, Gemüse, nicht zu fetter Pizza oder Nudeln und Kartoffeln ohne fette Saucen. Dabei nimmt sie wieder ein paar Pfund Glykogen mit darin gebundenem Wasser zu.

Test für Psyche und Magen

Während das erste Verfahren uneingeschränkt zu empfehlen ist, gilt das nur bedingt für die dritte Extremform. Es bedarf eines Ochsenmagens, die Fett-Eiweiß-Tage am Wochenanfang schadlos zu überstehen. Auch die Psyche wird einer harten Probe unterzogen, denn der Tempolauf am Mittwoch kann zum völligen Frust werden.
Wer genügend lange Läufe im Training zuvor absolviert hat, wird mit dem dritten Verfahren nur noch geringe Zuwächse beim Glykogendepot erreichen. Die Risiken, dass Darm, Muskulatur oder Kopf streiken, können deutlich überwiegen.

Power-Carboloading

Für eine optimale Auffüllung des Glykogendepots empfehlen wir das Power-Carboloading-Rezept: Kartoffeln mit Karotten in einer Sauce aus frisch gestampften Tomaten. Dazu gibt es Bananen und Honigmelone mit Apfelmus und Rosinen zum Nachtisch.

Ernährung beim Rennen

Nehmen Sie unmittelbar vor dem Rennen auf keinen Fall irgendwelche Mittelchen wie Magnesiumpräparate. Das gibt bestimmt Durchfall. Bei Wettkämpfen über eine Stunde ist frühzeitiges Trinken vor allem bei warmem Wetter wichtig. Nehmen Sie bereits an der ersten Verpflegungsstation Elektrolytgetränke zu sich, etwa 250 Milliliter alle 20 Minuten. Wer im Marathon keine Flüssigkeit aufnimmt, riskiert einen Leistungseinbruch und Krämpfe. Wer länger unterwegs ist, sollte schon in der ersten Hälfte geeignete Riegel, Bananenstücke oder Brot knabbern. Sie können eigene Verpflegung, Powergels oder Gelchips in Gürteltasche und Trinkgurt mitnehmen. Nur bei rechtzeitiger Aufnahme stehen diese Kohlenhydrate der Muskulatur später im Rennen zur Verfügung. Trinken aus Bechern beim Laufen sollten Sie zuvor im Training oder bei Vorbe-

---

Mythos Pastaparty: Nudeln sind billig und gut für eine Massenspeisung, aber ernährungsphysiologisch einem Gemüseeintopf unterlegen.
Weitere Rezepte und Infos zur optimalen Laufernährung finden Sie in »Perfektes Lauftraining – Das Ernährungsprogramm« von Herbert Steffny, Ulrich Pramann und Charly Doll, ebenfalls erschienen im Südwest Verlag.

STEP 9 Ernährung in Alltag und Sport

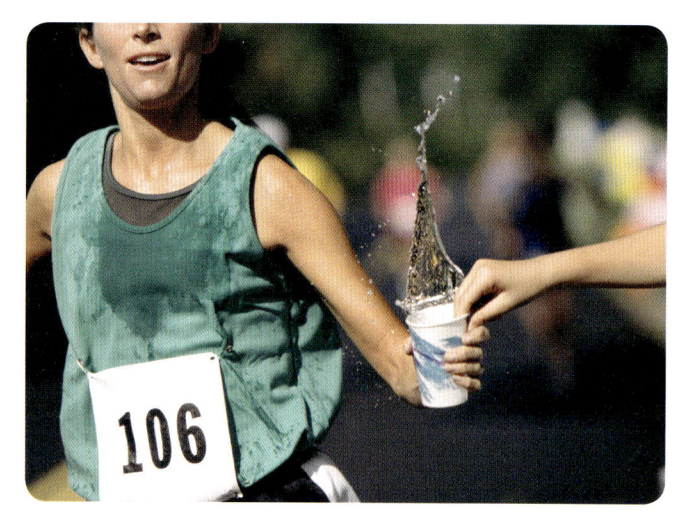

Wenn Sie erst bei Durstgefühl trinken, ist es längst zu spät. Bereits zwei Prozent Wasserverlust führt zu deutlichen Leistungseinbußen.

Natürlich und nachhaltig führt nur ein Weg zum Wunschgewicht, nämlich sich mehr zu bewegen, Krafttraining aufzunehmen und die Ernährungsgewohnheiten umzustellen. Wettkampfläuferinnen versuchen, ihr Gewicht für eine Bestzeit noch weiter zu optimieren.

reitungsrennen üben. Im Zweifelsfall bleiben Sie an einer Verpflegungsstation kurz stehen oder trinken im Gehen.

Hinterher Fitness tanken

Nach einem Rennen oder anstrengenden Training sind Wasser-, Elektrolyt- und Energievorräte ziemlich erschöpft. Auch der Blutzuckerspiegel ist im Keller. Sie sollten möglichst bald den Durst stillen und Kohlenhydrate aufnehmen. Zu empfehlen sind Fruchtsaftschorlen, Mineralwässer, Elektrolytgetränke und Bananen.

Die Glykogendepots lassen sich in der ersten Stunde nach dem Training am schnellsten auffüllen. Nach einem Marathon ist ein Teil der Muskelzellen allerdings lädiert und speichert weniger Glykogen. Am Abend sollte eine fettarme, hochwertige und eiweißreiche Mahlzeit auf dem Tisch stehen. Wie wäre es mit gedünstetem Fischfilet, Pellkartoffeln und Gemüse? Wenn Sie eine Bestzeit, den Marathoneinstand o. Ä. zu feiern haben, können Sie das nun mit einem Gläschen Sekt, Wein oder Bier gerne tun.

Neben viel Ruhe nach einem Wettkampf sollten Sie in den folgenden Tagen auf besonders gesunde und vollwertige Ernährung achten, die neben viel Gemüse und Obst Milchprodukte, Fisch, Ei oder mageres Fleisch enthält.

Laufend abnehmen

Zum Laufen, aber auch für den Aufbau von Körpersubstanz und zur Aufrechterhaltung der Körpertemperatur brauchen wir Energie.

Wie viele Kalorien ein Mensch umsetzt, ist von verschiedenen Faktoren abhängig. Man unterscheidet den Grundumsatz, der beim Erwachsenen 60 bis 75 Prozent des Tagesumsatzes ausmacht. 8 bis 17 Prozent ist der Anteil für Umwandlung und Speicherung der Nahrungsenergie, und 15 bis 30 Prozent gehen normalerweise bei körperlichen Aktivitäten drauf, bei Sport natürlich mehr. Der Grundumsatz ist nicht konstant. Im Alter nimmt er ab. Kälte steigert ihn um zwei bis fünf Prozent. Auch Hitze hebt ihn um 0,5 Prozent für jedes Grad über 30 °C an. Er ist bei Frauen bei gleichem Gewicht um rund zehn Prozent niedriger als bei Männern, da er auch von der fettfreien Körpermasse abhängt – und die ist bei Männern höher. Ein wichtiger Grund, durch Laufen und Krafttraining die Muskulatur, also den aktiven Körperanteil, zu erhalten oder anzuheben.

Eine einfache, aber recht präzise Formel besagt, dass man beim Laufen pro Kilometer ungefähr so viele Kalorien verbrennt, wie man in Kilogramm schwer ist. Frau Mollig verbraucht mit 73 Kilogramm demnach bei einem Sechs-Kilometer-Lauf rund 438 Kilokalorien, das ist etwa eine Tafel Schokolade. Wenn sie drei- bis viermal in der Woche diese Distanz joggt, kommen 1533 Kilokalorien in der Woche hinzu. Das sind umgerechnet täglich 219 Kilokalorien und entspricht etwa einem Drittel Liter Wein. Beim Marathon würde sie rund 3080 Kilokalorien verbrauchen. Die Kilometerformel ist übrigens unabhängig von der Geschwindigkeit, denn die Arbeit war dieselbe, nämlich 73 Kilogramm 42,195 Kilometer weit zu transportieren. Bezieht man dagegen den Verbrauch nicht auf Kilometer, sondern wie in der folgenden Tabelle auf eine Stunde in unterschiedlichen Geschwindigkeiten, steigt der Verbrauch mit dem Tempo an.

Wie schnell nimmt man ab?

Ein Kilogramm Fettgewebe speichert rund 7000 Kilokalorien. Wenn Frau Mollig bei gleichbleibender Ernährung 1533 Kilokalorien wöchentlich durch Jogging zusätzlich verbrennt, nimmt sie pro Monat rund ein Kilogramm Fettgewebe nachhaltig ab. Wenn ihr diese moderate Abnahme zu langsam wäre, müsste sie zusätzlich noch ein wenig hungern oder anders essen. Mit rund 220 Kilokalorien weniger am Tag – das entspricht 0,5 Liter Hefeweizen – nimmt sie ein weiteres Kilogramm Fett im Monat ab. Ihr Wunschgewicht von knapp 63 Kilogramm hätte sie mit einem ganz moderaten Programm in fünf Monaten geschafft.

Nur Geduld!

Einsteigerinnen sind zu Beginn oft enttäuscht. Sie laufen schon seit einem Monat, aber nichts tut sich auf der Waage! Alles umsonst? Keinesfalls, denn unmerklich hat sich der Körperfettanteil bereits verringert, aber

Manche nehmen mit Laufen kaum ab, weil sie an der Ernährung nichts ändern. Wer die Zahl der Hefeweizen oder Schokoladetafeln nicht reduziert, wird auch mit Laufen allein kaum Fortschritte machen.

Lassen Sie sich beim Abnehmen Zeit. Es klingt verrückt, aber je leichter Sie werden und je ökonomischer Sie stilistisch laufen, desto weniger Kalorien verbrauchen Sie später pro Kilometer. Aber das Gewicht ist dann bereits im Griff.

Energieverbrauch beim Laufen im Vergleich

Näherungswerte in Kilokalorien pro Stunde in Abhängigkeit von Körpergewicht und Tempo

Laufart	Tempo km/h	Tempo min:sec	50 kg	60 kg	70 kg	80 kg	90 kg
Dauerlauf	9	6:40	438	531	624	702	795
Flotter Dauerlauf	12	5:00	642	771	906	1024	1155
Renntempo	16	3:45	798	963	1128	1278	1437

Verändert nach: Herbert Steffny, »Walking«, Südwest Verlag

STEP 9 Ernährung in Alltag und Sport

Mit verschiedenen, zum Teil unwissenschaftlichen Messmethoden, werden sehr unterschiedliche Körperfettwerte gemessen. Bei Verwendung von Fettwaagen, die oft ungenaue Werte anzeigen, sollten Sie lediglich ihren Trend verfolgen.

gleichzeitig die aktive Körpermasse zugenommen, weil erst mal Beinmuskeln aufgebaut wurden. Auch Sehnen, Knochen und Rumpfmuskulatur sind stärker geworden. Weiterhin vergrößern sich das Blutvolumen und die Energiespeicher. Erst nach ein bis zwei Monaten, wenn der Muskelaufbau abgeschlossen ist, beginnt die Fettabnahme, deutlich messbar zu werden.

Wettkampfgewicht

Wer einen Marathon laufen möchte, hat es mit Übergewicht schwerer. Es belastet die Knochen und drückt auf die Leistung. Wer Bestzeiten jagt, wird zumindest vorübergehend Pfunde abwerfen. Weiter hinten im Feld kommen die normalen und dann die schwereren Damen und Herren ins Ziel.

Leichter läuft sichs schneller

Alle, auch die langsamen Läuferinnen bei der unten gezeigten Untersuchung, liegen innerhalb der Werte der Gesundheitszone. Bei gleicher durchschnittlicher Größe von 1,67 Meter haben aber die schnellsten Läuferinnen, die zehn Kilometer im Wettkampf unter 40 Minuten laufen können, nur ein Durchschnittsgewicht von 53,7 Kilogramm, die Körperfettwerte liegen bei 20,6 Prozent. Die langsamsten Läuferinnen mit 55 Minuten oder mehr haben dagegen ein Durchschnittsgewicht von 61,7 Kilogramm, also rund acht Kilogramm mehr und einen Körperfettgehalt von 27,1 Prozent, worin natürlich noch eine enorme Leistungsreserve liegt. Eine Abnahme um fünf Kilogramm Fettgewebe würde eine rund sechs Minuten schnellere Zehn-Kilometer-Zeit bedeuten. Im Marathon kann das dann schon eine halbe Stunde ausmachen.

Gefahren zu großer Abnahme

Bei Frauen besteht eine besondere Gefahr darin, dass das Lauftraining häufig mit Diäten zur Gewichtsabnahme kombiniert wird und sich eine Essstörung mit starkem Gewichtsverlust entwickeln kann. Hormonelle Störungen mit Ausbleiben der Menstruation und eine Abnahme der Knochendichte mit Auftreten von Knochenbrüchen (Stressfraktur) können die Folge sein. Untergewicht und Magersucht, die so genannte Anorexie, finden sich nicht selten unter Läuferinnen bis in die internationale Spitze.

10-km-Wettkampfläuferinnen

Zeit über 10 km (Min.)	Größe (cm)	Gewicht (kg)	BMI (kg/m^2)	Körperfett* (%)
Unter 40:00	1,67	53,7	19,2	20,6
40:00–44:59	1,67	56,7	20,4	22,9
45:00–49:59	1,67	58,6	21,0	24,9
50:00–54:59	1,67	60,7	21,8	26,2
Über 54:59	1,67	61,7	22,2	27,1

*Bioimpendanzmessung Tanita TBF521 (Steffny, 2005)

Weiterführende Literatur

Dickhuth, Hans-Herrmann *Einführung in die Sport- und Leistungsmedizin.* Verlag Karl Hoffmann, Schorndorf 2000

Elmadfa, Ibrahim et al. *Nährwerte.* Gräfe und Unzer, München 1997

Feil, Dr. Wolfgang/Oberem, Sonja/Reichenauer-Feil, Andrea *Ernährungscoach.* Haug Verlag, Stuttgart 2005

Fischer, Joschka *Mein langer Lauf zu mir selbst.* Kiepenheuer & Witsch Verlag, Köln 2001

Hollmann, Wildor/Hettinger, Theodor *Sportmedizin.* Schattauer, Stuttgart 2000

Noakes, Tim *Lore of Running.* Leisure Press, Champaign, Illinois 2003

Spring, H. et al. *Dehn- und Kräftigungsgymnastik.* Thieme Verlag, Stuttgart/New York 1988

Steffny, Herbert *Das große Laufbuch.* Südwest Verlag, München, 4. Auflage 2006

Steffny, Herbert *Walking.* Südwest Verlag, München, 4. Auflage 2004

Steffny, Herbert/Pramann, Ulrich *Perfektes Lauftraining.* Südwest Verlag, München, 19. Auflage 2005

Steffny, Herbert/Pramann, Ulrich *Perfektes Marathontraining.* Südwest Verlag, München, 7. Auflage 2006

Steffny, Herbert/Pramann, Ulrich/Doll, Charly *Perfektes Lauftraining – Das Ernährungsprogramm.* Südwest Verlag, München, 3. Auflage 2005

Steffny, Manfred *Marathontraining.* Schmidt Verlag, Mainz 2003

Williams, Melvin H. *Ernährung, Fitness und Sport.* Ullstein Mosby, Berlin 1997

Wichtige Internetadressen

www.herbertsteffny.de
Homepage des Autors, Seminare, Laufreisen, Ratgeber

www.lauftreff.de
Umfangreiches Internetforum zum Thema Laufen

www.laufreport.de
Online-Laufmagazin

www.leichtathletik.de
Adressen und Termine zu nationalen Volksläufen und Marathons

www.aims-association.org
Adressen internationaler Marathons

www.interair.de
Marathon-/Laufreisen international

www.hawaii-holiday-service.de
Honolulu-Marathon-Reise

www.rono-innovations.de
Hochwertige Laufbekleidung

www.ultrasports.de
Trainings- und Wettkampfernährung

www.frauen-lauf.de
Informationen für Läuferinnen in Deutschland

Register

Aaken, Dr. Ernst van,
  Laufpionier 5, 11
Achillessehne 22, 104, 122f.
Acht-Wochen-Programm für Lauf-
  einsteiger 48
Adaptation 32
Adduktoren 105
Adrenalin 62, 71, 78
Aerob 9f., 30, 69
Aerobic 116
Alkohol 57, 128, 132, 134
Aminosäuren 31, 129f.
Anaerobe Schwelle (AS) 10, 30f.,
  35f., 38f., 43
Anämie 133
Antibabypille 12
Armmuskulatur kräftigen
  (Übung) 108
Armschwung, richtiger 110f.
Arthrose 124
Asphaltlaufen 123
Atmung 16, 35, 43, 103
Ausdauergrenze 10f., 37
Ausdauersport/-training 12,
  15ff., 33f.
Auslaufen 118
Ausrüstung 20ff.

Baby Jogger 27
Bauchmuskeln kräftigen 109
Baumwolle 24f.
Beckenboden 14f.
Beinlängendifferenz 23
Belastbarkeit, orthopädische 13, 16
Belastungspuls 35f.
Berglauf 34, 36, 43, 49, 70
Bindegewebe 13f., 16f.
Biomesh 25
Bisphosphonate 14
Blasen 21, 122
Bodymass-Index 46
Brustkrebs 15
Brustmuskulatur dehnen
  (Übung) 106
Brustmuskulatur kräftigen
  (Übung) 107

Citymarathon 5, 71, 73, 76, 123
Coolmax 25
Crescendolauf 43, 69
Crosslauf 34, 68f., 116

Dauerlauf 36, 41, 59, 69, 74, 118
Dehnungsübungen 34, 76, 102ff.

Dickdarmkrebs 15, 129
Dry II 25
Dysbalancen 102

Einlagen, individuelle 23, 113
Eisen 13, 132f.
Eiweiß 8, 31, 129f.
Entspannung/Erholung
  ▶ Regeneration
Ergometer 116
Erholungspuls 36
Ernährung 57, 66, 127ff.
Essstörungen 13, 140

Fahrtspiel 42f., 49, 68f.
Faserriss 124f.
Fehlbewegungen vermeiden 111f.
Ferritin 133
Fersenlauf 113
Fette 8, 30, 129
Fettstoffwechsel 30, 41, 71
Fettverbrennung 31
Fetus 16f.
Fieber 121
Fitnesslaufen 49ff.
Flüssigkeitszufuhr 27, 62, 72,
  78f., 134ff.
Frauen, Körperbaumerkmale 8f.
Frühjahrsmarathon 67
Fußarbeit, optimale 112f.
Fußfehlstellungen 20ff., 124
Fußgelenk, verstauchtes 124
Fußmuskulatur kräftigen
  (Übung) 109

Ganzkörpertraining 102ff.
Gebärmutterkrebs 15
Gelenke 8, 103, 120
Gemüse 128, 130f., 138
Gestagene 12
Gewichtsabnahme 138ff.
Glukose 10, 37, 128
Glykogen 30f., 40f., 71, 121, 128f.,
  132, 135ff.
Gymnastik 66f., 101ff.

Halbmarathon 43, 60ff., 69ff., 118
Harninkontinenz 14f.
Herbstmarathon 67, 69
Herz 10, 16, 33
Herzfrequenz(messer) 10, 16, 26f.,
  35f., 38f., 43, 49, 57, 59, 62, 78
Herzinfarkt 12
Herzmuskelentzündung 121
Hindernislauf 34
Hirnanhangsdrüse 12
Hormone 8, 11f., 79

Hormontherapie 14
Hüft-/tiefe Gesäßmuskulatur
  dehnen 106
Hüftbeuger-/Hüftlendenmuskel
  dehnen (Übung) 105
Hüfte 22
Hügelläufe 43

Immunsystem 31, 54, 67, 79,
  118, 121
Indoortraining im Winter 116f.
Inlineskaten 116
Intervalltraining 42, 61, 113

Jacken/Westen 25f.
Jogging 16, 33, 36, 40, 46, 49, 59,
  67, 74, 77, 116, 121

Kaffee 14, 134
Kaltwasseranwendungen 118, 120f.
Kalzium 14, 17, 133
Knie 22, 124
Knochendichte 13f.
Kohlenhydrate 30, 41, 128
Koordination 34
Koordinationsläufe 113
Körperfettanteil 8, 10
Kräftigen 102, 107ff.
Krafttraining 33f.
Krebserkrankungen 15
Kreislauf 10, 16, 33

Laktat 10, 30f., 35ff.
Laufband(training) 37, 116f.
Laufbekleidung 23ff.
Laufeinstieg 46ff.
Laufökonomie 11
Laufschuhe 13, 20ff., 119
Laufschule 34, 54, 113
Laufsocken 20, 122
Laufstil optimieren 110ff.
Lauftagebuch 40
Lauftraining, Formen 40ff.
Leistungsdiagnostik 37ff.
Leistungsfähigkeit 10f.
Leistungssport 54ff.
Lunge 10, 16, 33

Magersucht (Anorexie) 13, 54, 140
Magnesium 78, 124, 131ff., 137
»Mann mit dem Hammer« 31
Männer, Körperbaumerkmale 8f.
Marathon
  – Countdown 76
  – Einsteigerpläne 73ff.
  – Regeneration danach 118
  – und Frauen 4f.

Register

Marathontraining 65ff.
– Pläne 70ff., 80ff.
– Zielzeiten, unterschiedliche 80ff.
Marathonweltrekord 10
Marathonzeit, Hochrechnung 60
Massagen 118
Maximalpuls 36, 71
Menopause 12, 14
Menstruation 11ff., 132, 140
Mikrofaser 25
Mikrotraumen 32, 122
Mineralstoffe 131
Mountainbike 70
Muskelkater 32, 46f., 103, 118, 122
Muskelkrämpfe 124f.
Muskelzerrung 124
Muskulatur und Kraft 8f.

Nackenverspannungen 102
Nägel, blaue 122
Nordic Walking 116f.

Oberkörpermuskulatur kräftigen (Übung) 108
Oberschenkelmuskeln, rückwärtige, kräftigen 109
Oberschenkelvorder-/-rück-/-innenseite dehnen 104f.
Obst 128, 130f., 138
Osteoporose 13f.
Östrogene 8, 12f., 15
Ovulationshemmer, monophasischer 12

Partner, Laufen mit 125
PECH (Merkregel der Sofortmaßnahmen) 120f.
Pelotten 23
Pflanzenstoffe, sekundäre 130
Power-Carboloading 137
Prämenstruelles Syndrom 12
Pseudoanämie 133
Pseudoischias 125
Pseudo-X-Bein 110f.
Psyche 12, 33, 43, 76, 137
Pulsmesser 25ff., 49, 57, 59

Radcliffe, Paula, britische Weltrekordlerin 10, 111
Radfahren 67, 117, 121, 123
Rauchen 14, 130
Reflektoren 20, 26
Regeneration 31ff., 40f., 68, 77, 117ff.
Regenwetter, Laufen bei 25f.
Rückenmuskulatur kräftigen (Übungen) 108f.
Rückenschmerzen 16, 68, 102, 125

Rudern 116
Ruhepuls 36, 119, 121
Rumpfmuskulatur, seitliche, dehnen (Übung) 106
Rumpfmuskulatur, seitliche, kräftigen (Übung) 108

Sauerstoffaufnahme, maximale 10f., 37
Sauna 118
Schienbein-/Knochenhautreizung 123f.
Schlaf 57, 66, 75, 77, 118f.
Schmerz als Körpersignal 119
Schnelligkeit 34
Schollenmuskel dehnen (Übung) 104
Schritt, ökonomischer 112
Schwangerschaft 12, 14ff., 116, 130, 132
Schweden-/Saltindiät 136f.
Schwimmen 67, 79, 103, 116, 118, 123
Schwitzen 24f., 131f., 134
Seitenstechen 31, 121
Skilanglauf 68, 117
Spielsportarten 116
Spiroergometrie 37
Sport-BH 17, 25
Spreizfuß 13, 23
Sprint 34
Spurenelemente 131
Steigerungsläufe 42
Stirnlampe 27
Stoffwechsel 8ff., 10, 16, 37
Stoppuhr 27, 57
Stress 12, 66, 77
Stretching ▸ Dehnungsübungen
Superkompensation 32
Supination 22
Sympatex 26
Synthetikfasern 25

Tactel 25
Takahashi, Naoko 10
Tempodauerlauf 41, 49, 59
Tergat, Paul, kenianischer Weltrekordler 10
Testosteron 8f.
Testrennen 43
Thromboserisiko 16
Tights 24
Tragekomfort, textiler 25
Trainings-/Wettkampfkost 134ff.
Trainingsfortschritt 40
Trainingskontrolle 34ff.
Trainingspläne, systematische 48ff., 56, 63, 68, 73, 80ff.

Trainingsprinzipien 34
Trainingsreiz 31ff.
Trainingssteuerung 30ff.
Trainingstempo abschätzen 58f.
Traubenzucker 78
Trinkgurt 27, 77

Übergewicht 16, 21ff., 31, 46, 48, 119f., 123f., 140
Überpronation 22f., 113
Übertraining 32f., 119
Übungen 104ff.

Vaseline 24, 77, 122
Verdauung 15, 129
Verletzungen
– häufigste 122ff.
– vermeiden 119f.
Video(laufstil)analyse 21, 110, 112
Vier-Wochen-Plan für den ersten Volkslauf 56
Vitamin D 14
Vitamine 130
Volkslauf, erster 55ff., 61
Vollkornprodukte 128, 133

Wadenmuskel dehnen (Übung) 104
Waitz, Grete 11
Walking 16, 46f., 49, 116, 121
Wannenbad, warmes 79, 103, 118
Warmlaufen 41f., 49, 103, 120
Wechselduschen 118
Wechseljahre 14
Wettkampfgewicht 140
Wettkampfkleidung 24
Wettkampfmethode 43
Wettkampfzeiten, mögliche 60f.
Wiederholungslauf 41
Wintertraining 67ff., 116

Zatopek, Emil 65
Zehen 20f.
Zehn-Kilometer-Wettkämpfe 43, 58ff., 69, 72, 118
Zeitmanagement, optimales 75, 77
Zirkeltraining 67, 116
Zucker 8, 78, 133
Zwiebelschalenprinzip 26
Zwischenzeitentabelle für Marathon 79
Zwölf-Wochen-Plan vom Jogging zum Fitnesslaufen 50f.
Zyklus, weiblicher 11f.
Zyklusbeschwerden 12
Zyklussteuerung 12
Zyklusstörungen 12f.
Zyklusverschiebung mit Pille 12

Über die Autoren

Herbert Steffny ist Diplombiologe und war 16facher Deutscher Meister und Olympiateilnehmer. Er wurde 1986 Dritter bei der Europameisterschaft im Marathonlauf. Seit 1989 leitet er Lauf- und Fitnessseminare.
Kontakt: www.herbertsteffny.de

PD Dr. med. Birgit Friedmann arbeitet als Oberärztin der Abteilung Sportmedizin am Universitätsklinikum Heidelberg. Sie wurde 1980 erste deutsche Leichtathletikweltmeisterin im 3000-Meter-Lauf.

Dr. med. Markus Keller ist Mediziner und mehrfacher Deutscher Meister. Seine persönliche Marathonbestzeit liegt bei 2 Stunden 19 Minuten.

Hinweis

Die Ratschläge in diesem Buch sind von Autoren und Verlag sorgfältig erwogen und geprüft; dennoch kann eine Garantie nicht übernommen werden. Eine Haftung der Autoren bzw. des Verlags und dessen Beauftragten für Personen-, Sach- und Vermögensschäden ist ausgeschlossen.

Bildnachweis

Alle Bilder stammen von Nicolas Olonetzky, München, mit Ausnahme von: Corbis, Düsseldorf: 27 (D. Stoecklein), 114/115 (lizenzfrei); dpa, Frankfurt: 5, 75, 111 (Sportreport), 55 (Report); F1online, Frankfurt: 67 (PBY); gettyimages, München: 61 (G. Norman), 120 (stockbyte/lizenzfrei), 138 (Yellow Dog Production); Hansen Jan-Dirk, München: Grafiken; Jump, Hamburg: 13 (M. Sandkühler), 26 (L. Lenz); Mauritius, Mittenwald: 6/7, 28/29 (phototake); picture-alliance: 110 (photoshot); Südwest Verlag, München: 18/19 (A. Birkenholz), 126/127 (K. Arras)

Impressum

© 2006 by Südwest Verlag, einem Unternehmen der Verlagsgruppe Random House GmbH, 81673 München

Die Verwertung der Texte und Bilder, auch auszugsweise, ist ohne Zustimmung des Verlags urheberrechtswidrig und strafbar. Dies gilt auch für Vervielfältigungen, Übersetzungen, Mikroverfilmung und für die Verarbeitung mit elektronischen Systemen.

Projektleitung
Susanne Kirstein

Redaktion
Text & Form – Nicola von Otto

Bildredaktion
Sabine Kestler

Korrektorat
Susanne Langer

Layout
v|Büro – Jan-Dirk Hansen, München

Projektrealisation, Grafik, Satz
v|Büro – Jan-Dirk Hansen, München

Repro
Artilitho, Trento

Druck und Verarbeitung
Alcione, Lavis

Printed in Italy

Gedruckt auf chlor- und säurearmem Papier

ISBN-10: 3-517-08164-7
ISBN-13: 978-3-517-08164-9

9817 2635 4453 6271